AF452625

MANUEL

DE

MÉDECINE DOMESTIQUE

PAR J.-C. FUEBMAHC

Étudiant en Sciences naturelles

Membre de la Société Scientifique de France

Ouvrage contenant les renseignements nécessaires pour se guérir
soi-même d'un grand nombre de maladies

A L'USAGE DES GENS DES CAMPAGNES

PRIX : 5 FRANCS

CLERMONT-FERRAND

TYPOGRAPHIE DUCROS-PARIS, LIBRAIRE ET LITHOGRAPHE

Rue Saint-Genès, 5

1872

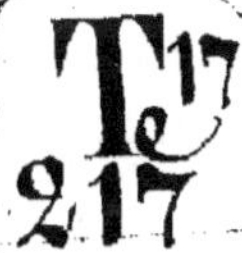

MANUEL

DE

MÉDECINE DOMESTIQUE.

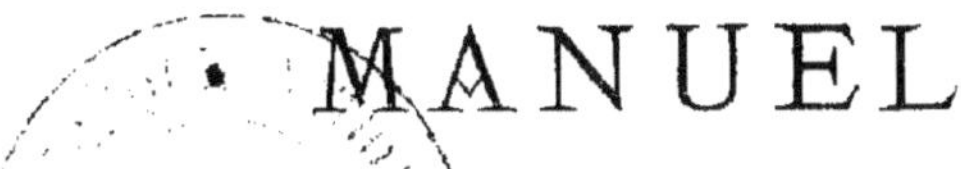

MANUEL

DE

MÉDECINE DOMESTIQUE

PAR J.-C. FUEBMAHC

Étudiant en Sciences naturelles

Membre de la Société Scientifique de France

Ouvrage contenant les renseignements nécessaires pour se guérir
soi-même d'un grand nombre de maladies

A L'USAGE DES GENS DES CAMPAGNES

PRIX : 5 FRANCS

CLERMONT-FERRAND

TYPOGRAPHIE DUCROS-PARIS, LIBRAIRE ET LITHOGRAPHE
Rue Saint-Genès, 5

1872

PRÉFACE.

—

Mon but, en écrivant ce petit livre, a été d'être utile
et de rendre service à mes concitoyens, aux paysans
surtout, en leur indiquant les moyens les plus simples
et les plus faciles pour se guérir le plus promptement
possible de toutes les maladies curables, par l'emploi
des remèdes les plus expérimentés et dont les résultats
ont été jusqu'aujourd'hui le plus constamment efficaces.
Témoin plusieurs fois des bons effets de la nouvelle
Méthode de Médecine, inaugurée par l'immortel
Raspail, j'ai puisé dans cette méthode, née du progrès
de la science, plusieurs des remèdes contenus dans ce
petit ouvrage, j'y en ai ajouté d'autres très-simples qui
sont composés de matières que chacun peut aisément
se procurer soi-même dans les campagnes.

Homme indépendant, je n'ai d'autre drapeau que
celui du Droit, de la Justice et de la Vérité ; d'autre
religion que la Raison, la Vertu et l'Humanité, trois
guides inséparables l'un de l'autre et indispensables à
l'homme qui veut être heureux ; d'autre but que le
bien général, d'autre désir que celui de voir tous les

hommes, s'aimer, s'aider, s'estimer les uns les autres et arriver au bonheur et à l'harmonie par la Fraternité et la Concorde. Ce à quoi ils parviendront en s'éclairant par l'instruction, en se servant de leur raison, notre véritable guide à tous, en pratiquant la vertu et en suivant les traces des hommes de cœur.

Ayant fait des études littéraires très-restreintes, je n'ai pu écrire ce petit volume que d'un style très-ordinaire, mais les lecteurs seront indulgents à mon égard, en pensant que ma première pensée, mon premier désir a été d'être utile. Fils d'un paysan, je n'ai reçu d'autre instruction que celle que l'on donne ordinairement à cette classe intéressante de la Société. Ces motifs et quelques autres qu'il est inutile de citer ici me font croire à l'indulgence de mes lecteurs.

J.-C. FUEBMAHC.

OBSERVATIONS.

—

La manière de préparer les remèdes prescrits à l'article *Traitement*, se trouve dans la 2me partie, page 28, sous le titre de *Pharmacie*.

Les chiffres intercalés dans le texte renvoient aux alinéas et non aux pages.

MANUEL

DE

MÉDECINE DOMESTIQUE.

HYGIÈNE.

—

L'hygiène est tout ce qui a rapport à la conservation de la santé et aux moyens les plus efficaces pour prévenir les maladies. Elle a pour but de conserver la santé à l'homme en lui faisant connaître tout ce qui peut lui être utile, et de prévenir la maladie en lui donnant la connaissance des choses nuisible à son organisation.

La santé est l'état normal et naturel de tout être bien portant ; on en connaît bien les avantages que lorsqu'on l'a ou perdue, ou plus ou moins gravement compromise par des excès ou des imprudences quelconques ; il est bien plus facile de la conserver par de soins hygiéniques que de la rétablir lorsqu'elle a subi les altérations de la maladie ; c'est pour cela que l'étude de l'hygiène est d'une grande importance en ce qu'elle rend chacun son propre médecin.

Sans la santé, la vie a plus d'inconvénients que d'avantages, elle est plutôt un mal qu'un bien ; jouit-on en effet, des bienfaits de la vie lorsqu'on ne s'aperçoit de son existence que par les maux que l'on souffre?

Air.

Nous vivons d'air comme d'aliments ; l'air est le pain de la respiration et sa composition ne varie jamais qu'au détriment de notre santé : le plus pur est composé de quatre cinquièmes d'azote et d'un cinquième d'oxygène. La moindre altération dans les éléments qui constituent l'air respirable se fait sentir par un trouble dans nos fonctions et peut devenir le point de départ et la source d'un grand nombre de maladies.

Conseils hygiéniques. — Que votre maison d'habitation soit exposée au soleil et assez éloignée des marais ou autres lieux insalubres, de manière à être à l'abri de leurs émanations morbifiques.

Évitez autant que possible d'habiter une maison humide, dont la peinture ou la crépissure sont encore récentes et peuvent par leur humidité ou leur odeur être une cause de maladie, car toutes les odeurs, agréables ou désagréables, fût-ce même celle des fleurs, sont nuisibles à la santé par cela seul qu'elles vicient l'air. Les papiers peints, dans la composition desquels il entre des poisons sous forme de couleur, doivent être sévèrement proscrits à cause des nombreuses et dangereuses maladies qu'ils peuvent occasionner.

Ne chauffez point votre chambre à une température trop élevée et évitez le mode de chauffage qui corromprait trop fortement l'air. Parmi le peuple des campagnes et même souvent parmi celui des villes, il est d'usage de chauffer une maison avec le secours de la braise ou charbon de bois, ce qui occasionne souvent des morts subites par suite de congestions cérébrales et dans tous les cas de violentes migraines. En hiver, il n'est pas rare de voir dans les veillées à la campagne, des femmes se trouver mal, par l'action de ce mode de chauffage.

Ne remplissez point votre chambre à coucher de décorations ni de tableaux, car derrière chacun de ceux-ci une foule de petits parasites vont se cacher.

Portez loin de vos habitations, le fumier, les boues, les dépôts de matières putrides et recouvrez-les de terre afin d'éviter leurs exhalaisons.

N'oubliez pas que les glaces que l'on place ordinairement sur les manteaux de cheminées sont une cause permanente de maladies terribles par suite des évaporations toxiques produites par la chaleur sur le mercure. En un mot évitez avec soin tout ce qui, d'une manière ou d'une autre, peut altérer la composition de l'air.

Que vos habits soient amples et simples, soyez sourd à la voix de la mode; n'imitez pas, travailleurs, ces beaux messieurs, dont les habits étroits, en les tenant raides et en ne leur permettant que peu de mouvements ou en rendant ceux-ci très-difficiles et très-restreints, les énervent, nuisent à leur santé, à leur développement et au libre exercice des fonctions animales de leur corps ; pour la plupart ils vivent du pain de la paresse, mais vous qui avez besoin de la liberté de tous vos mouvements pour travailler, vous ne pouvez sans de grands inconvénients renoncer à vous vêtir amplement.

Évitez de vous couvrir trop ou trop peu, que vos habits vous couvrent sans vous gêner. Ne supportez jamais, quand vous le pouvez, ni l'excès de chaleur, ni l'excès de froid, parce que ces deux causes, quoique opposées, n'en sont pas moins funestes à la santé par leurs effets.

Lorsque les premiers froids arrivent, vers le milieu de l'automne, quittez les habits d'été pour vous habiller plus chaudement.

Évitez le passage subit du chaud au froid et réciproquement, c'est-à-dire lorsque vous avez bien chaud évitez un refroidissement trop prompt, de même ne passez jamais brusquement d'une température basse à une autre trop élevée, car dans ces deux cas de graves maladies peuvent en résulter.

Que les jeunes filles renoncent, dans l'intérêt de leur santé, à la funeste habitude de se serrer la taille, car outre les maladies que cette funeste habitude peut leur causer un jour, si elles deviennent mères de familles, comme c'est leur devoir en même temps qu'une sainte loi de la nature, elles ne donneraient le jour qu'à des enfants scrofuleux ou d'une faible complexion.

Si l'air de votre maison est impur versez du vinaigre camphré ou parfumé sur une pelle rougie au feu.

Aliments.

On appelle aliments tout ce qui, entré dans le corps d'un animal, se convertit en sa propre substance. Le terme *d'aliment* est borné aux seules matières qui nourrissent et soutiennent le corps dans l'état de santé; ils diffèrent des médicaments ou remèdes en ce que ceux-ci sont exclusivement employés dans le but de changer l'état actuel du corps, d'en chasser la maladie et d'y rappeler la santé.

La maladie peut nous atteindre par suite de la privation, de l'insuffisance ou de l'excès et de la mauvaise qualité des aliments. La mort peut également arriver par l'indigestion comme par la faim. La raison et la philosophie nous apprennent à éviter les excès, mais elles sont impuissantes à nous préserver de la mort par la faim dans notre société égoïste. Quiconque travaille ou a le désir de travailler et meurt de faim est en droit d'accuser la société d'ingratitude et même d'homicide et elle en est réellement coupable dans ce cas.

Les aliments malsains et l'intempérance produisent beaucoup de maladies par l'influence directe qu'ils ont sur notre corps.

Conseils hygiéniques. — La sobriété est une des premières règles à observer. Il est difficile de fixer la quantité exacte d'aliments qui convient à chaque âge, à chaque sexe, à chaque constitution; la nature dit à chaque individu, quand il en a assez, et la faim et la soif lui apprennent quand il lui en faut davantage. Dans les deux cas on doit éviter les extrêmes, le trop ou le trop peu.

Que votre pain soit de bonne qualité, pour cela il faut autant que possible, que chaque particulier veille à ce que les provisions de farine ou de grains gâtés ne soient point exposés en vente. Le pain est un objet si essentiel à la vie qu'on ne saurait apporter trop d'attention pour l'avoir pur et sain, pour cet effet il est indispensable de n'employer que du bon grain. Le meilleur est celui qui est ni trop lourd ni trop léger, qui est bien fermenté et fait de farine provenant de bon grain.

Évitez de manger de la viande d'animaux morts de maladies contagieuses ou de tout autre maladie. Ceux-là seuls sont bons à manger, qui meurent par accident, par suite d'une chûte, d'un coup etc. et encore dans ces derniers cas la viande n'est guère saine parce que le sang qui se répand dans les chairs les fait promptement tourner à la putridité.

Les aliments ne doivent être ni trop secs ni trop aqueux; ceux qui sont trop secs ou pas assez humectés, constipent en communiquant aux solides de la rigidité ou en ne les humectant pas suffisamment, vicient les humeurs et disposent le corps aux fièvres inflammatoires ainsi qu'à plusieurs autres maladies; ceux qui, au contraire, sont trop aqueux, relachent les solides et les fibres, débilitent et affaiblissent le corps.

L'habitude de ces aliments débilitants, diminue les forces digestives de l'estomac.

On ne doit jamais se remplir l'estomac d'aliments crûs ou froids parce qu'ils peuvent occasionner des coliques violentes, des tranchées, et même la mort dans le cas où l'on aurait ingéré des fruits ou tout autre chose qu'un crapaud ou autre bête venimeuse aurait infecté de sa bave empoisonnée. Cette observation est de la plus grande importance pour tout le monde, mais surtout pour ceux qui vivent à la campagne.

Il y a environ deux ans qu'un accident de cette nature a plongé une famille dans le deuil et la désolation. Deux jeunes filles furent envoyées par leurs parents, ramasser des poires sous un poirier qui se trouvait au milieu d'un pré assez éloigné de la maison. Arrivées sous l'arbre, le premier soin de ces enfants fut de choisir les plus beaux fruits et de les croquer à belles-dents sans se douter le moins du monde de l'imprudence qu'elles faisaient. De retour à la maison, elles furent prises de violentes coliques et moururent dans d'atroces souffrances, empoisonnées par la bave d'un crapaud qui avait rampé sur l'herbe où étaient les poires. Les exemples d'empoisonnements provenant de cette cause ne sont pas rares dans les campagnes. On doit faire une grande attention avant de manger des fruits qui sont tombés à terre ou ceux qui en sont tout près comme les fraises et quelques autres encore. Cet empoisonnement peut aussi se communiquer par les plaies, les solutions de continuité, les écorchures etc.

Que votre nourriture soit assaisonnée, épicée ; évitez la fadeur parce que la plupart du temps elle favorise le développement des vers ou d'autres parasites intérieurs qui, à leur tour, engendrent des maladies.

Ne vous servez jamais pour votre usage, d'eau croupie ou malsaine, ou si vous êtes obligés de vous en servir ayez la précaution de la faire bouillir, parce que bien souvent, je pourrais même dire toujours, elle renferme, outre beaucoup d'impuretés, des petits animaux aquatiques qui vous donneraient de violentes coliques s'ils parvenaient vivants dans votre estomac.

Retirez-vous de table avec un léger restant d'appétit et prenez si vous le voulez un petit verre de liqueur pour activer la digestion, mais évitez l'exès, car autant une liqueur est bonne prise modérément, autant elle est nuisible prise en excès, et les excès en sont cent fois plus mauvais et plus actifs par l'action d'un grand froid.

Réglez vos repas, ne mangez pas sans appétit et veillez attentivement à ce que tous les ustensiles servant à préparer les différents aliments, soient toujours très-propres : en un mot, faites à ce sujet tout ce que la raison et le bon sens peuvent vous indiquer.

De la Propreté.

La propreté est au physique ce qu'est la décence au moral. Elle est une preuve, une marque, du respect que l'on a pour autrui et pour soi-même. Elle doit être mise au rang des moyens hygiéniques les plus simples, les plus faciles et les moins coûteux pour nous préserver d'une foule de maladies qui n'ont d'autre origine et ne reconnaissent d'autres causes que la malpropreté.

Comme hygiène c'est une habitude que tout le monde peut mettre en pratique, le pauvre comme le riche, l'ignorant comme le savant, le cultivateur des champs comme l'ouvrier de ville ; elle est à la portée de tout le monde et ne coûte que la peine de vouloir et la volonté de pratiquer.

Un grand nombre de maladies de la peau, telles que les démangeaisons, la gâle, la teigne, certaines espèces de dartres etc., reconnaissent pour cause la malpropreté qui, lorsque ces maladies sont déclarées, les favorise d'une terrible manière, en protégeant l'acare qui en est la cause première.

L'homme malpropre entretient autour de son corps un air corrompu qui peut lui communiquer le germe des fièvres putrides, en même temps qu'il le rend dégoutant par l'odeur repoussante qu'il exhale.

Il faut se laver souvent et changer de linge après chaque transpiration abondante, parce que la sueur encrasse beaucoup et peut même par son contact prolongé avec la peau, occasionner de graves maladies. Toutes les fois que l'on est mouillé, soit par la pluie, soit par une abondante transpiration, on doit changer de linge.

La propreté est indispensable dans les grands appartements, tels que les hôpitaux, les ateliers, les casernes, etc. Indispensable à une personne en bonne santé, la propreté l'est à plus forte raison à un malade pour favoriser sa guérison.

Une excellente habitude qui contribue beaucoup à la conservation de la santé est de se laver les pieds assez souvent pour que la crasse qui se forme facilement en cette partie du corps, ne puisse jamais arrêter la transpiration et donner lieu à des rhumes ou à d'autres maladies.

En Turquie, et dans tout l'Orient, la propreté fait partie de la religion ; la vertu qu'on lui attribue est la pureté intérieure, la pureté de l'âme, mais le but évident et logique est la conservation de la santé. Si toutes les religions, bannissant les chimères et les absurdités dont chacune d'elles est entachée, prenaient pour base de leurs institutions les lois immuables de la nature, elles cesseraient de différer les unes des autres pour être d'accord sur tout, et seraient alors un véritable code de morale, de lois et de justice, un recueil de recettes véritablement hygiéniques.

De l'Exercice et du Travail.

D'après la structure du corps humain, on voit clairement que l'homme a été créé pour le mouvement et l'exercice. C'est une nécessité qui lui est imposée par la nature pour se procurer tout ce qui est nécessaire à son existence, à ses plaisirs. Cette loi naturelle est éludée par beaucoup d'hommes qui vivent du produit de la peine des autres, mais bien souvent leur paresse porte avec elle le châtiment qu'ils méritent en se refusant au travail et à l'exercice ; la goutte, privilége exclusif des hommes sédentaires ou trop livrés aux plaisirs, les assiége presque toujours et les torture quelquefois d'une terrible manière, tandis qu'elle est inconnue à ce vigoureux cultivateur, athlète du travail, dont les bras vigoureux remuent la lourde charrue qui creuse le sillon, d'où sort le pain et la richesse des nations.

L'exercice est indispensable à la conservation de la santé ; il fortifie, tandis que l'inaction énerve, affaiblit le systeme nerveux et corrompt les humeurs.

La promenade du matin est très-salutaire, elle fortifie beaucoup et favorise l'accomplissement de toutes les fonctions du corps. L'air frais du matin contribue pour une bonne part à ses bienfaits. C est au manque d'exercice que sont dus le plus souvent la plupart des obstructions, des glandes, certains engorgements, des faiblesses, la constipation, etc. Comme exercice, la danse peut être conseillée avec succès aux jeunes personnes sédentaires. Les porteurs de tristesse, les pédants, hommes à la morale et aux principes sévères, vont sans doute se récrier contre cette recommandation hygiénique, mais ils ont tort, car la danse n'est pas plus dangereuse pour la morale qu'un autre genre d'amusement, et elle a d'immenses avantages que l'on ne doit pas dédaigner.

Du Parasitisme.

La plus grande partie des maladies qui torturent l'espèce humaine ne reconnaissent d'autre cause que le parasitisme des insectes, qui, par leur petitesse, se dérobent presque toujours à nos yeux et accomplissent en sécurité leur œuvre de destruction et de mort; on va ensuite chercher bien loin la cause de tant de désordres quand cette cause réside si près de nous.

Il y a des parasites internes, c'est-à-dire qui vivent ou peuvent vivre dans l'intérieur de notre corps, comme les vers ascarides, les lombrics, le ver solitaire, etc., et des parasites externes qui se tiennent toujours à la surface de notre corps, tels que les poux, les puces, etc. Il est plus facile de détruire les parasites externes que les internes, cependant au moyen d'une médication rationnelle, on peut détruire avec un égal succès les uns et les autres.

La plupart des malaises des enfants sont causés par les vers ou parasites internes, ce qui est un motif sérieux pour engager les pères et les mères de famille à donner souvent des vermifuges à leurs enfants.

Bien des femmes, vivant d'aliments fades, sont tourmentées par des gastralgies, des gastrites et autres maladies de l'estomac, qui ont pour unique cause la pullulation des vers dans leurs intestins.

La fadeur des mêts favorise beaucoup le développement des helminthes et dispose ainsi aux maux et à la faiblesse d'estomac.

On trouvera dans le cours de ce livre plusieurs recettes pour tuer les vers.

Les causes animées étant la source d'une foule de

maladies, on doit autant que possible se rendre inaccessible à leurs atteintes et fuir constamment tout ce qui peut les favoriser d'une manière ou d'une autre. Le meilleur de tous les préservatifs contre cette cause et contre bien d'autres encore, est le camphre, employé en poudre à la manière de tabac à priser ou sous forme de cigarettes; son usage a de grands avantages pour conserver la santé, et prévenir une foule de maladies. Le camphre a la vertu de ramener le sommeil si l'on en prend gros comme un pois que l'on avale au moyen d'une gorgée d'eau ou d'un bol de tisane; de plus, il éclaircit les urines, et préserve de la contagion par son odeur aromatique et ses propriétés antiseptiques.

Le camphre sert à faire des pommades, fort employées en médecine, à camphrer l'eau-de-vie et l'alcool, l'huile.

Causes Morales. — De la Raison.

La raison est la lumière donnée à l'homme par la Nature pour l'éclairer sur les devoirs qu'il a à remplir dans le monde, lui montrer le chemin le meilleur à suivre pour être heureux et utile à ses semblables, lui faire discerner le bien d'avec le mal, la vérité d'avec l'erreur et le mensonge, la justice et le droit d'avec l'injustice. Cette puissance naturelle rend l'homme le roi des habitants de la terre. Pour leur malheur, la plupart des hommes ne se servent jamais de cette faculté, même dans les choses les plus essentielles à leur bonheur, ce qui fait qu'ils ne seront jamais heureux tant qu'ils seront gouvernés ou dirigés par une autre puissance que la Raison. La haine, l'ambition, les guerres les diviseront et les tourmenteront toujours tant qu'ils renonceront, volontairement ou involontairement et à leur insu, à se servir de ce noble instinct de justice pour faire usage de la force brutale.

Tous ceux qui vous défendent de raisonner, sous prétexte de vous rendre heureux ou de travailler à votre bonheur, ne sont que des fourbes qui servent leurs propres intérêts en vous trompant. Si c'était un mal de raisonner, pourquoi la raison nous aurait-elle été donnée, et ceux qui disent que c'est un mal, comment et de qui le savent-ils ?

Les hommes ne sont malheureux et vicieux que parce qu'ils sont ignorants ; ils ne sont ignorants que parce que tout conspire à les empêcher de s'éclairer ; ils ne sont si méchants, si injustes, que parce que leur raison n'est pas suffisamment développée.

C'est en vain que l'on prétendrait guérir les hommes de leurs vices, si l'on ne commence par les guérir de leurs préjugés. Ce n'est qu'en leur montrant la vérité, qu'ils connaîtront leurs intérêts les plus chers et les motifs réels qui doivent les porter au bien.

En apprenant aux hommes à se servir de leur raison, on les convaincra, et ils se convaincront eux-mêmes facilement, qu'ils ont tout à gagner à être justes, bons, par la pratique de la vertu, et qu'ils ont tout à perdre à être méchants et injustes. On les persuadera que la pratique de la vertu peut seule les conduire au bonheur, à la félicité, tandis que le vice, en les dégradant, les rend malheureux et méprisables. Quand je dis la pratique de la vertu, j'entends l'obéissance aux lois de la nature, car la plupart des vertus devant lesquelles on s'incline aujourd'hui, ne sont qu'un composé d'orgueil, de vanité, d'ambition ; la plus brillante vertu du siècle actuel, c'est la richesse, la fortune, l'intérêt. Soyez riches, vous aurez toutes sortes vertus ; restez pauvres et honnêtes, l'on ne vous méprisera pas ouvertement, mais on ne vous rendra pas le même honneur que si vous étiez riche, eussiez vous de grandes vertus. L'intérêt est le grand dieu d'aujourd'hui, l'égoïsme est de bon ton. Celui qui non content de songer à lui, pense encore aux autres, celui qui sacrifie un moment pour le bien général au lieu de l'employer à ses intérêts, n'est qu'un sot au dire de la plupart des hommes.

Sachons nous tenir assez élevés pour ne pas nous laisser atteindre par cette contagion de l'égoïsme, n'oublions pas que tous les hommes sont frères, que la nature les a tous crées dans le même but et pour la même fin : Le bonheur par le travail et la concorde. Il faut une bonne fois pour toutes que les peuples se tendent une main désarmée, que les riches et les puissants de ce monde la tendent aux pauvres et aux faibles au lieu de les écraser. L'ouvrier, le laboureur, le vigneron, en un mot le travailleur produit tout : le pain et le vin qui nous nourrissent, les habits qui nous couvrent, sont des fruits de son travail, et cependant c'est celui qu'on charge le plus d'impôts, c'est celui qu'on envoie sur les champs de bataille. Les peuples d'aucune nation civilisée n'aiment la guerre, tous, au contraire, demandent qu'on les laisse vivre et travailler en paix.

Sur ce point comme sur bien d'autres, si les hommes réfléchissaient, ils verraient que la guerre est un horrible fléau, fruit de leurs erreurs et de leur éloignement des lois naturelles. Empereurs, princes et rois qui faites les guerres, qui vous montrez si prodigues du sang de ceux que vous gouvernez, rappelez-vous qu'il n'y a aucune gloire, qu'il y a au contraire une éternelle honte, à faire égorger des hommes qui, dans quelque position sociale qu'ils se trouvent, sont vos frères; rappelez-vous qu'un lion, dans un autre lion respecte son image, que les hommes sont faits pour s'aimer, s'aider, et non pour s'entretuer. Les hommes devraient se servir des armes non pas pour se tuer eux-mêmes, mais pour se défendre contre les animaux.

L'homme qui a la raison pour le diriger, a assez de vanité, assez de bassesse dans les sentiments, et est assez aveuglé pour admirer ces boucheries humaines où une armée en a vaincu une autre; il appelle cette action d'éclat barbare et sauvage, une *victoire*. Quelle victoire, Dieu ! des deux côtés, jetez un coup-à-l'œil, si vous pouvez supporter cette horreur : de toutes parts des cadavres ensanglantés, des hommes mutilés, des lambeaux de chair et des ruisseaux de sang frappent votre regard effrayé; des cris funèbres et lamentables—poussés par des malheureux dont les uns ont un bras ou une jambe de moins, quelquefois les bras et les jambes emportés, d'autres sont meurtris, à moitié écrasés, ont les chairs labourées par la mitraille et les baïonnettes, — frappent vos oreilles. Les uns poussant des cris affreux ou plutôt des hurlements, disent adieu à un père, à une mère, à un frère, à une sœur, à une épouse, à des parents, à des amis chéris qu'ils ne verront plus jamais; les autres dans ces moments d'angoisses inexprimables, demandent la mort à grands cris, ils supplient leurs camarades ou leurs voisins d'infortune de leur rendre un dernier service, de mettre fin à leurs horribles souffrances en leur plongeant une baïonnette au cœur. Quelquefois, hélas ! ils se rendent ce triste et malheureux service. Voilà l'œuvre des rois et des conquérants, admirez !........ La nuit les loups, et les corbeaux le jour viennent faire de riches repas de ces hécatombes abominables. Le lendemain ou le surlendemain, on creuse de grandes fosses où les survivants portent leurs camarades tombés sous le feu meurtrier. Tout finit par là. Est-ce beau une *victoire* !... Admirez le fruit de votre erreur et de votre ignorance.

Si vous examinez de sang-froid et si vous réfléchissez, vous voyez que les conquérants sont les êtres les plus méprisables de toute la terre.

Les peuples se laissent aveugler par une fausse gloire, séduire par des titres pompeux qui cachent la plus grande barbarie, qui abritent des cœurs féroces. Ecoutez plutôt J. B. Rousseau lorsqu'il dit, en parlant des conquérants :

> Mais de quelques superbes titres,
> Dont ces héros soient revêtus,
> Prenons la raison pour arbitre,
> Et cherchons en eux leurs vertus.
> Je n'y trouve qu'extravagance,
> Faiblesse, injustice, arrogance,
> Trahisons, fureurs, cruautés ;
> Etrange vertu qui se forme
> Souvent de l'assemblage énorme
> Des vices les plus détestés,
>
> Quoi ! Rome et l'Italie en cendres,
> Me feront honorer Sylla.
> J'admirerai dans Alexandre,
> Ce que j'abhorre en Attila,
> J'appellerai vertu guerrière,
> Une vaillance meurtrière
> Qui dans mon sang trempe ses mains,
> Et je pourrai forcer ma bouche
> A louer un héros farouche,
> Né pour le malheur des humains.

Cherchant ensuite la gloire qu'il y a d'être l'auteur de pareils méfaits, il s'écrie avec indignation :

Quels traits me présentent vos fastes,
Impitoyables conquérants ?
Des vœux outrés, des projets vastes,
Des rois vaincus par des tyrans,
Des murs que la flamme ravage,
Des vainqueurs fumant de carnage
Un peuple au fer abandonné,
Des mères pâles et sanglantes,
Arrachant leurs filles tremblantes,
Des bras d'un soldat effréné !

Juges insensés que nous sommes,
Nous admirons de tels exploits !
Est-ce donc le malheur des hommes,
Qui fait la vertu des grands rois ?.....

Les peuples sont contents et satisfaits quand ils ont un tyran sur le trône pour les gouverner. Ils se figurent que ce sont les rois et les empereurs qui rendent l'industrie et le commerce florissants ! Avec la paix et le travail, le commerce ira toujours croissant, car le commerce étant l'échange des productions d'un pays avec celles d'un autre et réciproquement, ne peut cesser et s'arrêter sans de fortes commotions, comme celles que produisent les guerres par exemple. Avec la paix et le travail, toutes les nations prospèrent; mais c'est une erreur de croire que les rois sont auteurs de cette prospérité; les rois au contraire sont faits pour rendre les peuples malheureux en faisant des guerres selon leurs caprices.

Le seul gouvernement stable, solide, juste et invariable est celui d'un peuple qui se gouverne lui-même, d'un peuple qui a fait des lois et qui les respecte et les fait respecter par tout le monde, c'est un peuple en République. Le peuple, au moins celui du fond des campagnes, est malheureusement trop ignorant pour comprendre que le meilleur de tous les gouvernements c'est la

République ; on a tellement abusé de sa crédulité pour lui faire croire que cette forme gouvernementale est mauvaise que dans les localités retardataires, les bons paysans le croient bel et bien. Néanmoins la vérité commence à pénétrer dans les lieux difficiles et l'on commence à comprendre qu'avec un roi le peuple est serviteur ou esclave, tandis qu'avec la République il est son maître.

Les cœurs des rois sont assez durs pour voir sans pitié, verser un torrent de larmes par des pères et des mères de famille à qui on enlève leurs enfants ; mais il n'y a dans ce fait rien qui puisse étonner le moins du monde : car comment les rois et les grands seraient-ils sensibles aux larmes de leurs sujets quand ils sont insensibles devant les torrents de sang humain qu'ils font verser pour leur bon plaisir.

Joie. — Chagrin.

La joie, la gaité, les divertissements sont nécessaires au maintien d'une bonne santé, ils sont au cœur ce que l'exercice est au corps.

On ne doit jamais se laisser abattre par la mauvaise fortune, les revers. La raison, si elle est assez développée en nous peut seule nous apprendre à supporter noblement les caprices du sort, les bizarreries de la fortune, le caprice de la fatalité. A quoi bon se chagriner sans fin, lorsque le malheur nous frappe ? Pourquoi, au contraire, ne pas faire tous nos efforts pour résister à une destinée que le malheur à marquée de son sceau ? Je sais qu'il n'est pas toujours en notre pouvoir de nous soustraire facilement aux funestes effets du chagrin, parce que quelquefois la douleur qu'on éprouve est plus forte que la raison ; mais cela n'a lieu qu'en des moments de faiblesse, que lorsque nous portons toute notre pensée sur notre infortune, laissant de côté les moyens d'en réparer les conséquences. Lorsque nous sommes frappés par un événement funeste, notre premier devoir est, non pas de nous laisser abattre en y pensant toujours, mais bien de faire des efforts que l'espérance favorise presque toujours, pour en effacer les effets.

Mais, direz-vous, lorsque la mort vous ravit une épouse chérie, un enfant bien-aimé, un frère, une sœur, un père, une mère, comment effacer les conséquences d'un pareil malheur ? La raison est là pour vous dire que l'homme est mortel, que par conséquent, un jour ou l'autre, il faudra qu'il quitte cette terre ; que la mort est une nécessité à laquelle personne ne peut se soustraire, une loi que nul ne peut éluder. Il y a de la grandeur d'âme à savoir supporter courageusement les grandes douleurs.

De l'Amour. — Des Passions.

L'amour est la plus forte, la plus grande de toutes les passions qui habitent le cœur humain. On ne peut peindre l'amour, ou plutôt on peut le peindre de mille manières différentes, qui toutes sont vraies. Envisagé au point de vue de la nature, on peut le définir, le besoin relatif à la propagation de notre espèce. L'amour est une loi sainte, une vertu, un besoin, plutôt qu'une passion, lorsqu'il est véritable. Nos mœurs, nos institutions absurdes ont presque complètement défiguré cette loi naturelle en en changeant souvent le véritable but, en détournant de son vrai chemin l'être qui y est soumis. C'est de là que viennent la corruption, la désunion et la discorde dans les ménages, la débauche, et beaucoup d'autres dangers qui menacent de conduire la société à l'abime

Voici ce qu'a dit un célèbre auteur anglais, sur l'amour et les devoirs des parents dans le mariage de leurs enfants :

« Lorsque l'amour est parvenu à un certain degré, il
« ne peut être guéri que par la possession de l'objet
« aimé, qui, dans ce cas doit toujours être accordé, à
« moins qu'il n'y ait une impossibilité absolue.

«   La conduite des pères et des mères relativement au
« mariage de leurs enfants, n'est pas toujours exempte
« de blâme. Un parti avantageux est le but ordinaire des
« parents, tandis que leurs enfants souffrent le plus
« cruel martyre, entraînés d'un côté par leur inclination,
« et de l'autre par les devoirs qu'ils croient dûs à leurs
« parents. La première chose que les parents doivent
« consulter en établissant leurs enfants, est, sans con-
« tredit, l'inclination de ces derniers. Si l'on y appor-
« tait toujours une attention convenable, on ferait de
« plus heureuses alliances et les parents n'auraient pas
« si souvent lieu de se repentir de la sévérité de leur
« conduite. La perte de la santé et des sentiments de
« leurs enfants, ne leur montre que trop souvent par
« la suite, leur erreur.

«   L'inclination est le point essentiel à considérer dans
« les mariages. C'est une vérité dont l'intérêt seul ne
« voit point l'évidence parce qu'il est aveugle. »

C'est une grande faute de la part des parents de for-cer deux êtres antipathiques et dont les sentiments sont opposés, à vivre ensemble ; avec une pareille union, la vie est un enfer, car chaque jour apporte une série de tourments qui rendent la mort cent fois préférable à une pareille existence, tandis qu'il serait si facile d'être heureux. Deux personnes bien unies ont le paradis sur la terre.

La fortune seule ne suffût pas pour être heureux, il faut la santé et la satisfaction de soi-même : il est des gens fort riches qui sont malheureux, d'autres très-pauvres qui sont heureux, ce qui prouve évidemment que le bonheur n'est pas dans la richesse.

Cependant qu'un jeune homme ait un mauvais caractère, qu'il soit brutal, emporté, méchant, qu'il soit incapable de rendre une femme heureuse, mais qu'il soit riche, un père et une mère ne lui refuseront pas leur fille, bien au contraire; car loin de penser qu'elle peut être malheureuse, que la vie peut lui être un fardeau, un tourment, tout ce qu'ils désirent pour elle, c'est la fortune. Elle est riche! c'est tout ce qu'il faut, sa richesse lui tiendra lieu de bonheur. Pauvres aveugles qui transformez l'autel de l'hyménée en celui du sacrifice! cherchez le bonheur, cherchez à faire des heureux et vous ferez des riches. Quand on est heureux, on est riche.

Ceux qui tiennent au repos et au bonheur réel qu'il est possible de goûter sur la terre, devront ne point s'attacher à des objets qu'ils ne peuvent obtenir.

On ne doit jamais jouer avec cette passion parce qu'elle a le funeste effet de conduire à une perte inévitable ceux qui s'y livrent sans mesure.

L'amour n'est point un mal par lui-même, mais son excès produit toute sorte de vices, que chacun fasse donc usage de la raison et du bon sens pour se préserver de ses aberrations.

Rien n'est si beau, si respectable, si propre à élever les sentiments, à rendre bon, génereux, dévoué jusqu'à l'abnégation, qu'un amour vrai.

CONSEILS MORAUX HYGIÉNIQUES. — L'homme qui voudra être heureux sur cette terre devra éviter avec soin les objets, les occasions qui sont un sujet de tourment, contenir ses passions et en être toujours le maître, car si on les laisse se développer et prendre un certain empire, elles sont ensuite des tyrans pour le malheureux qui n'a pas su en rester le maître et en est devenu l'esclave.

Evitez les procès, les querelles, les disputes, les partis, ne soutenez jamais un homme, mais soutenez sa cause si elle est juste; soyez dévoué à l'humanité, à la *justice*, au *droit* et à la *vérité* qui sont les trois vertus théologales d'un bon citoyen. Souvenez-vous que ceux qui aiment les procès, ou qui ne font pas tout ce qui dépend d'eux pour les éviter, sont continuellement tourmentés par le chagrin et l'inquiétude de l'avenir, par la crainte de perdre leur procès et finissent toujours par perdre leur fortune, leur santé, et, la plupart du t.mps, les moyens de recouvrer le bonheur ; dans les procès tout se perd, le bonheur, la fortune, la tranquillité de l'âme, le cœur s'y corrompt, et la conscience s'y altère. Deux hommes qui plaident, sont semblables à deux peuples qui sont en guerre l'un contre l'autre, ils se ruinent tous les deux.

Sachez vous préserver de l'avarice et de l'ambition, en vous rappelant que le superflu est inutile et ne sert

souvent qu'à rendre malheureux, en créant de nouveaux besoins. N'oubliez pas les pauvres si vous êtes
dans le bien-être, en un mot, songez que tous les
hommes sont frères et qu'ils ont été placés sur la terre
pour être heureux, pour se rendre service et se secoou-
rir les uns les autres. On éprouve toujours un secret
plaisir, une joie intérieure de rendre service à autrui.
Ne vous épargnez pas ce plaisir lorsque l'occasion se
présentera.

PHARMACIE

OU MANIÈRE DE PRÉPARER LES REMÈDES

Dans cette partie on va donner les instructions nécessaires pour que chacun sache préparer les différents médicaments dont l'usage est prescrit dans le cours de ce petit ouvrage.

On n'indiquera pas la manière de préparer les remèdes qu'on emploie très-rarement et dans des cas exceptionnels seulement, parce que leur préparation est trop difficile, et il vaut mieux par conséquent se les procurer chez un pharmacien.

1° De l'eau sédative et de la manière de l'employer.

Il y a trois sortes d'eau sédative : 1° l'eau sédative ordinaire, dont on se sert le plus souvent et qui est celle qu'on devra employer, lorsqu'elle est prescrite dans ce livre.

2° L'eau sédative moyenne qui est employée avantageusement contre les maladies des personnes dont la peau est dure, calleuse, dans les cas de piqûre de serpent, d'araignée ou d'insectes venimeux.

3º L'eau sédative très-forte qui n'est employée que contre les maladies des bestiaux, ou dans certains cas où l'eau sédative moyenne est prescrite, c'est-à-dire contre les piqûres vénimeuses.

Voici la formule pour composer ces trois sortes d'eau sédative :

1º   Eau sédative ordinaire :

Prenez : Eau ordinaire.................... 1 litre.
      Sel de cuisine ou sel ordinaire. 30 grammes.
      Ammoniaque liquide à 22º B..... 60   id.
      Alcool camphré................. 10   id.

2º   Eau sédative moyenne.

Prenez : Eau........................... 1 litre.
      Sel ordinaire.................... 30 grammes
      Ammoniaque liquide à 22º B.... 80   id.
      Alcool camphré................. 10   id.

3º   Eau sédative très-forte.

Prenez : Eau........................... 1 litre.
      Sel ordinaire.................. 30 grammes.
      Ammoniaque liquide à 22º B... 100 id.
      Alcool camphré................. 10   id.

Pour faire cette eau il est nécessaire d'avoir des bouteilles de grandeur différentes. On verse d'abord l'alcool camphré dans la bouteille qui contient l'ammoniaque, on bouche soigneusement puis on agite. D'un autre côté, on a de l'eau dans laquelle on a fait fondre la quantité prescrite de sel, après avoir passé cette eau à travers un linge on verse dans la bouteille qui la contient, l'ammoniaque et l'alcool mêlés, on bouche avec soin et on agite. L'eau est dès lors bonne à servir; on la conserve dans des bouteilles qui doivent toujours être bien bouchées et éloignées du feu, de crainte que la chaleur ne fasse sauter le bouchon et par suite, évaporer l'ammoniaque. Il en est de même des vases qui contiennent l'alcool ou tout autre liquide de même nature.

En préparant l'eau sédative on doit avoir la précaution d'éviter, autant que possible, de respirer les vapeurs ammoniacales, pour cela on ne doit pas trop s'approcher du flacon, lorsqu'on le débouche.

L'eau sédative (première formule, bien entendu, à moins qu'il y ait indication contraire), s'emploie à froid, en lotions ou en compresses, on doit avoir soin, avant de s'en servir, d'agiter un peu la bouteille.

En lotions, on vide un peu d'eau sédative dans un vase quelconque pourvu qu'il soit propre, on en imbibe un linge plié en quatre que l'on promène sur la partie du corps où l'on veut agir.

En compresses, après avoir versé une certaine quantité d'eau sédative dans une cuvette ou une assiette à soupe, ou enfin tout autre vase, on imbibe de cette eau, un linge plié en quatre que l'on applique sur la partie que l'on veut soulager. Souvent réitérées les compresses d'eau sédative font naître sur la peau, une rubéfaction que l'on fait disparaître au moyen de frictions à la pommade camphrée. On laisse agir les compresses d'eau sédative, pendant un espace de quinze à vingt minutes.

Lorsqu'on s'arrose la tête avec de l'eau sédative, on

doit se l'entourer d'un bandeau, afin d'empêcher le liquide de couler dans les yeux.

L'eau sédative est employée utilement contre une foule de maladies, dans toutes celles où il est nécessaire de liquéfier le sang, les humeurs etc., dans les maux de tête, la fièvre, les congestions sanguines ou lymphatiques, dans les engorgements, les engourdissements et la congélation des membres etc.

Nota. On peut, doubler la dose de sel, en composant l'eau sédative, elle n'en est que plus active, mais elle laisse sur la peau une efflorescence désagréable. Le sel gris et non purifié est préférable au sel blanc, mais on a la précaution, lorsqu'il est entièrement fondu, de passer l'eau à travers un linge.

On observera de plus que l'eau sédative ne se boit pas ; lorsqu'elle est prescrite en boisson, en doit en prendre une ou deux cuillerées à café mêlées avec uné infusion de bourrache ou dans un verre d'eau sucrée.

SUBSTANCES CAMPHRÉES

Alcool et Eau-de-Vie.

2° Pour obtenir l'alcool camphré

Prenez : Alcool...................... 500 grammes.
　　　　 Camphre en grumeaux......... 150　　id.

Introduisez le camphre en grumeaux dans la bouteille qui contient l'alcool et agitez-la de temps en temps.

3° Pour obtenir l'eau-de-vie camphrée, on met dans la bouteille qui contient l'eau-de-vie autant de camphre que celle-ci peut en dissoudre, ce que l'on connaît lorsqu'au bout d'une heure en voit encore des grumeaux de camphre au fond de la bouteille ; on doit agiter souvent afin de faire opérer plus rapidement le mélange et la dissolution. Lorsqu'on s'aperçoit que l'eau-de-vie est assez camphrée, c'est-à-dire qu'elle ne peut plus dissoudre de camphre, on la décante dans une autre bouteille.

L'eau-de-vie et l'alcool camphrés s'emploient de la même manière que l'eau sédative, mais ordinairement dans les cas contraires ; quelquefois on emploie ces deux liquides alternativement. Lorsque l'alcool est prescrit en compresse, on doit recouvrir celle-ci d'un linge fortement empesé ou d'une vessie de porc pour éviter l'évaporation de l'alcool et par conséquent le maintenir plus longtemps et plus avantageusement en contact avec la partie à soulager. On use de la même précaution lorsqu'on emploie l'eau-de-vie camphrée.

L'eau-de-vie et l'alcool camphrés, s'emploient dans les cas de faiblesse, d'atonie, d'infection venimeuse, contre les plaies de mauvaise nature, les contusions, et toutes les fois qu'il s'agit de fortifier.

4°   **Huile camphrée.**

Prenez : Huile d'olive ou de noix........ 250 grammes.
   Camphre en poudre............. 30 **id.**

On met la poudre de camphre dans l'huile et la dissolution s'opère à froid, pourvu que l'on agite la bouteille de temps à autre.

L'huile camphrée sert dans le pansement des plaies, des ulcères, des contusions, des blessures, etc.

5° **Pommade camphrée.**

Prenez : graisse de porc ou graisse douce.   100 grammes.
      Camphre en poudre.   30   id.

Pour préparer cette pommade, on fait d'abord fondre
la graisse de porc au bain-marie, lorsqu'elle est assez
fondue, ce qui a lieu lorsqu'elle présente la transpa-
rence de l'huile, on y met peu à peu la poudre de
camphre en remuant continuellement avec une cuillère
ou autre chose, jusqu'à ce que le mélange soit bien
opéré et que la poudre de camphre ne trouble plus la
limpidité du liquide ; on retire alors la pommade du
feu, on la laisse ainsi un moment, puis on la verse
doucement dans un autre vase bien propre où on la
laisse figer en la plaçant dans un endroit frais.

6° **Frictions.**

On prend gros comme une fève de pommade camphrée, et on l'étend avec le plat de la main sur la partie
du corps désignée par le traitement, en ayant soin de
frotter doucement.

7° **Pansement.**

On étend une certaine quantité de pommade camphrée sur des plumasseaux de charpie, que l'on applique ensuite sur la plaie ou la solution de continuité, en
ayant soin de l'avoir préalablement bien lavée et nettoyée ;
on peut même après cette derniére opération de propreté, répandre sur la plaie de l'huile camphrée et de
la poudre de camphre sur lesquelles on applique ensuite
les plumasseaux enduits de pommade camphrée ; on

2.

recouvre le tout de bandes de toile pour maintenir le pansement en place. Le bon sens et la forme du membre à soigner indiquent suffisamment les moyens à employer pour faire convenablement un pansement.

8° Cérat camphré.

Il se prépare comme la pommade camphrée, il est composé de :

Graisse de porc.............. 100 grammes.
Cire jaune................... 20   id.
Camphre en poudre......... 30   id.

Après que le cérat est figé on l'étend avec la queue d'une cuiller, sur un morceau de toile d'une grandeur égale à celle que l'on a à recouvrir sur le corps. Dans les cas de brûlures, son application très-facile rend de grands services et peut même remplacer un pansement entier.

9° Tisane.

On désigne sous la dénomination générale de tisane, tous les liquides dont les malades font leur boisson ordinaire.

On fait des tisanes avec les racines, l'écorce, les feuilles, les semences et les fruits des plantes.

On appelle macération, l'action de laisser séjourner un certain nombre de jours, une matière dans un liquide ; décoction, celle de faire bouillir une substance dans de l'eau ; infusion, verser de l'eau bouillante sur une substance dont on veut extraire le suc ou les principes solubles. Ces trois opérations ont ce dernier résultat pour but.

Purgatifs et bouillons aux herbes.

Dans la préparation des purgatifs à l'huile de ricin, chacun peut augmenter ou diminuer les doses prescrites selon les effets qu'il en éprouve.

On va donner deux formules dont la première est pour les grandes personnes et la seconde pour les enfants.

10° Formule pour les grandes personnes.

Prenez : Huile de ricin.................. 60 grammes.
       Délayée dans bouillon aux herbes, chaud.................. 100 grammes.

Formule pour les enfants en bas-âge.

Huile de ricin.................. 30 grammes.
Délayéé dans bouillon aux herbes, chaud.................. 70 grammes.

On prend le purgatif en trois fois et à chaque fois on délaye l'huile de ricin dans du bouillon aux herbes.

Ceux qui éprouve une trop grande répugnance pour ce purgatif, peuvent délayer l'huile de ricin soit dans du lait, soit dans du bouillon ordinaire.

Toutes les fois qu'on éprouve le besoin d'aller à la selle, on doit prendre du bouillon aux herbes, dont voici la composition :

11° Eau.......................... 1 litre.
Sel de cuisine.............. Une pincée.
Oseille...................... Une poignée.
Cerfeuil.................... Une bonne poignée.
Feuilles de salade, (chicon vert, laitue, etc)........ Une pincée.
Feuilles ou racines de pissenlit. .... Une pincée.
Ciboule. .... Une tête.
Beurre...................... Une grosse cuillerée.

Laissez bouillir le tout l'espace de cinq minutes.

12°   **De l'aloès.**

L'aloès est le moins couteux, le plus simple, le plus facile à prendre de tous les purgatifs. Ses propriétés caractéristiques l'on fait introduire dans la médecine depuis un temps immémorial. Il a été préconisé par Pline et Dioscoride.

L'aloès est une espèce de gomme-résine, soluble dans l'eau et l'alcool, d'une saveur très-amère, d'une couleur jaunâtre ou noire et d'une cassure vitreuse. Cette gomme-résine est le suc extrait par l'incision ou la dissolution de la plante qu'on désigne sous le nom d'aloès.

L'aloès le meilleur est celui qu'on désigne sous le nom de succotrin, et dont on se sert comme purgatif et comme vermifuge.

La meilleure manière de prendre l'aloès est le soir avant de se coucher ; à cet effet, on prend gros comme une fève ou comme la moitié d'une fève si l'on ne peut avaler cette dose en une seule fois, on le place sur la langue et on l'avale au moyen de quelques gorgées d'eau. On peut encore le prendre le soir en mangeant la soupe, avec la précaution, de quelque manière qu'on le prenne, de ne jamais le garder dans la bouche, parce qu'il est très-amer, mais il est sans aucun danger. Aussitôt qu'on a mis un grumeau d'aloès sur la langue on doit avaler un demi verre d'eau ou du bouillon, sans se préoccuper et sans penser à ce que l'on a dans la bouche, car quelquefois la pensée et la répulsion que l'on peut avoir pour ce qui est amer, empêchent de l'avaler.

Il est difficile de fiver des doses précises pour se purger avec cette matière, car la quantité à prendre doit varier selon la constitution, l'âge, le sexe, etc., c'est à chacun à savoir se mesurer suivant les effets qu'il en éprouve.

On doit faire prendre de temps en temps, tous les dix ou quinze jours par exemple, des grumeaux d'aloès aux enfants pour leur tuer les vers et leur purifier les humeurs en faisant évacuer celles qui sont impures, (ce que le peuple appelle la râche sont des humeurs impures.)

Pour 25 centimes d'aloès on peut se purger un grand nombre de fois.

Des lavements.

On appelle lavements, les remèdes à l'état liquide qu'on introduit dans le bas-ventre par l'anus, au moyen d'une seringue. Cette espèce de médicament est d'une plus grande importance que celle qu'on semble ordinairement y attacher.

La dose de liquide à administrer varie selon l'âge, le sexe et la nature de la maladie que l'on traite. 90 à 120 grammes (3 à 4 onces) de liquide suffisent pour un petit enfant ; 210 à 240 grammes pour un enfant de 8 à 10 ans.

Voici la formule de différentes espèces de lavements:

13°   **Lavement ordinaire.**

Faites bouillir un instant : Eau.............. 1 litre.
Sel ordinaire.... 10 grammes.
Graines de lin... 5   id.
Huile d'olive.... Une cuillerée.

14° Lavement émollient et adoucissant.

Prenez : Feuilles de mauve............ une poignée.
      Feuilles de bouillon blanc..... une poignée.
      Feuilles de guimauve.......... une poignée.
      Fleurs de sureau............. une pincée.
Faites bouillir le tout dans une suffisante quantité d'eau, passez et administrez.

15° Autre lavement émollient et anodin.

Infusion de graines de lin.... 200 grammes
Lait frais.................... 180 id.
Feuilles de mauve............ 30 id.
  id. de guimauve......... 30 id.
  id. de bouillon blanc... 30 id.

16° Lavement purgatif.

Eau.......................... 180 grammes.
Lait .... 180 id.
Huile d'olive................ 60 id.
Cassonade.................... 60 id.
Sel de cuisine ou mieux, sel de glauber 30 id.

17° Autre lavement purgatif.

Eau.......................... 1 litre.
Graines de lin............... 5 grammes.
Roses de provins............. 5 id.
Sel de cuisine............... 10 id.
Aloès........................ 2 grumeaux
Au moment de retirer du feu, versez dans l'eau :
Huile camphrée.............. 5 id.

18° Lavement superpurgatif.

Ajoutez au lavement ci-dessus (n° 17) 15 grammes d'huile de ricin.

19° **Lavement antivermineux**. (vermifuge).

Eau	1	litre.
Aloès	10	centi. (2 grm).
Tabac à fumer	5	centigrammes.
Assa-Fœtida	1	gramme.
Huile camphrée	10	id.

Faites bouillir le tout pendant 15 minutes.

NOTA. On doit faire une scrupuleuse attention à la dose de tabac, et ne pas la dépasser, parce que, ainsi employé, il est très-dangereux.

20° **Lavement à administrer dans le cas d'empoisonnement par le mercure ou vif-argent.**

Eau	1	litre.
Sel gris de cuisine	200	grammes.
Le blanc d'un œuf	—	
Sulfate de zinc	15	centigrammes.

On met le sel de cuisine, et le sulfate de zinc dans l'eau, lorsqu'elle est en ébullition; on la retire du feu au bout de deux ou trois minutes, pendant lesquelles on bat d'un autre côté un blanc d'œuf dans un litre d'eau, on mêle ensemble les deux litres d'eau dont l'un est froid et l'autre chaud. On administre le lavement aussitôt que la chaleur paraît supportable.

21 **Lavement à administrer dans le cas d'empoisonnement par l'arsenic.**

Eau	1	litre.
Lait	1	verre.
Huile de ricin	15	grammes.

Après avoir versé le lait dans l'eau bouillante, retirez du feu et éteignez dans le liquide un fer très-propre que vous aurez fait rougir au feu, ensuite, passez et administrez à une température convenable.

THÉRAPEUTIQUE

On va placer dans cette partie, par ordre alphabétique, les principales maladies et faire suivre chacune d'elles du traitement reconnu le plus propre à la faire disparaître, le plus facile à appliquer et le moins coûteux.

22° Abcès, Apostème, Fusées purulentes, Dépôts, etc.

L'abcès est une tumeur qui renferme du pus produit par la désorganisation des tissus; il reconnaît ordinairement pour cause l'introduction dans les tissus, d'un corps étranger, comme un épi de céréale, une barbe d'épi, une écharde etc., ou une cause animée comme le parasitisme d'une larve d'insecte qui, en coupant et broyant les tissus, donne la fièvre en produisant la désorganisation.

Traitement.

Lorsque l'abcès a pris naissance et s'est développé de manière à ne laisser aucun espoir de le guérir par la résolution, on doit hâter sa maturité au moyen d'applications fréquentes de cataplasmes maturatifs composés de mie de pain, de lait, de farine de lin et de feuilles de mauve. Lorsque l'abcès est mûr, ce que l'on recon-

nait quand la peau est devenue blanche et que la fièvre
a diminué d'intensité, on doit le percer avec un bis-
touri ou un canif. Après avoir fait sortir le pus par la
pression, on nettoie la poche en l'injectant d'eau tiède
aromatisée avec quelques gouttes d'eau-de-vie camphrée, on la presse de nouveau et, après l'avoir mise
dans un état satisfaisant de propreté, on l'injecte d'huile
camphrée, on rapproche bien les chairs les unes contre
les autres, on les arrose d'huile camphrée, on répand
dessus une traînée de poudre de camphre, on couvre le
tout de pommade camphrée. On arrange le pansement
selon la forme du membre à panser, et l'on arrose d'eau-
de-vie ou d'alcool camphrés les bandes de toiles et les
linges qui servent à maintenir le pansement en place.
En cas de fièvre, application de compresses d'eau sédative sur les poignets, autour du cou, et sur le front,
ou plutôt en arroser la tête.

23° Alopécie, chauveté, calvitie, chûte des cheveux.

La chûte des cheveux est ordinairement occasionnée
par le travail sous-cutané d'un acare, ou à la suite
d'une forte impression morale, ou enfin, ce qui est le
plus ordinaire, par l'emploi des pommades colorées
dans la composition desquelles il entre des poisons
capables de désorganiser le bulbe pilaire, tels que les
sels mercuriels et arsenicaux qui entrent dans un grand
nombre de pommades.

Traitement.

Le remède le plus efficace contre cette affection est
l'eau sédative employée en ablutions sur la tête et les

frictions à la pommade camphrée à la suite des ablutions. On se bornera donc. pour le traitement de ces
sortes de maladies, à se couvrir la tête de compresses
ou à se l'arroser d'eau sédative, et frictionner à la
pommade campbrée.

Autre remède pour faire repousser les cheveux

Prenez une certaine quantité de bourgeons de noyer
c'est-à-dire ces boutons lorsqu'ils sont prêts à éclater,
faites les cuire dans une quantité suffisante de graisse
douce ou graisse de porc, et lorsqu'ils seront bien cuits,
retirez du feu et passez la graisse fondue à travers un
linge, en ayant soin d'exprimer fortement. On met cette
graisse dans un petit pot pour la conserver. Pour s'en
servir, on en prend gros comme une noisette et l'on
s'en frictionne la tête.

Autre remède.

Faites bouillir deux ou trois grosses poignées de
feuilles de noyer dans une suffisante quantité d'eau,
après une ébullition de 15 minutes, retirez du feu et
lavez-vous la tête avec cette eau tiède.

24° **Anévrisme, Palpitations, Cardialgie.**

Ces dénominations et d'autres encore désignent des
maladies du cœur. L'anévrisme et les palpitations sont
des maladies dans lesquelles les battements du cœur
son plus fréquents, plus étendus et plus forts que lorsque
cet organe est dans un état normal de santé.

L'anévrisme peut avoir pour causes le déchirement
des parois internes des cavités du cœur ou des organes
essentiels à son fonctionnement. Le plus souvent l'ané-

vrisme et les palpitations du cœur sont causés par la titillation incessante des vers qui bien souvent vont chercher un refuge sur les parois ou dans les régions qui avoisinent cet organe.

Traitement.

Les palpitations causées par la titillation des helminthes se calment par l'application sur la région du cœur, de compresses imbibées d'eau-de-vie camphrée et en prenant des vermifuges de temps en temps. Si le mal résiste à cette médication, on applique, sur la région du cœur et autour du cou, des compresses d'eau sédative que l'on renouvelle trois fois par jour, on se frictionne ou l'on se fait frictionner, de temps en temps à la pommade camphrée. Purgation tous les dix jours. Evitez les efforts violents, les marches et les travaux fatigants, cherchez au contraire le repos et menez une vie calme et tranquille. Mettez-vous à l'usage du sirop de pointes d'asperges. On en prend une ou deux cuillerées, le matin et le soir, pur ou mêlé avec une infusion de feuilles ou de sommités de mélisse.

Autre remède.

On a vu des palpitations nerveuses rebelles à tous les remèdes, céder comme par enchantement en buvant quelques cuillerées de jus de citron.

Voici la manière de faire le sirop de pointes d'asperges :

25. — On prend une certaine quantité de pointes d'asperges fraîches; on les exprime fortement après les avoir pilées; on laisse reposer le jus que l'on filtre ensuite au papier joseph. Ce sirop doit être cuit au bain-marie en

conservé dans des bouteilles bien bouchées. On s'en sert comme il a été dit ci-dessus.

26. **Angine, Esquinancie, Maux de gorge, Laryngite.**

On designe sous le mot *angine* les différentes espèces de maladies qui affectent l'arrière-bouche, comme l'inflammation de ces régions, la difficulté d'avaler et de respirer. Ces maladies peuvent être causées par la piqûre ou l'incubation des œufs de mouche, le parasitisme des vers qui montent à la gorge, l'introduction de poussières ou autres corps étrangers, enfin la respiration de vapeurs mercurielles, arsenicales, ammoniacales, les refroidissements.

Traitement.

Aussi souvent que possible, on se touchera le fond de la gorge avec le doigt ou un tampon trempé dans de la forte eau-de vie camphrée, ou mieux encore de l'alcool camphré ; on se gargarisera avec de l'eau salée. Tisane de bourrache ou de mousse de Corse; on se purgera à l'aloès et à l'huile de ricin. Cataplasmes émollients autour du cou.

Un auteur moderne dit qu'au moyen de jus de citron salé dans lequel on trempe des linges qu'on applique sur le cou, ou encore par la simple application des tranches de citron salées, appliquées sur le siège du mal, il a vu guérir très promptement une esquinancie qui empêchait totalement la déglutition.

On emploie aussi avec succès contre la plupart des maux de gorge, un gargarisme fait avec une décoction de feuilles de ronces. La quantité de feuilles pour cette décoction est de trente grammes par litre d'eau. On fait aussi d'excellents gargarismes au moyen d'une décoction de cinq ou six figues grasses coupées en tranches et, vingt grammes de feuilles de mauve par litre d'eau.

27. Ankilose, Exostose, Tumeur blanche. Hydarthrose, Arthrite, Gonflement des articulations.

L'ankilose est la soudure intime des deux os d'une articulation naturellement mobile. Lorsque l'ankilose est complète elle est incurable. L'exostose est le développement de l'un des deux os d'une articulation; c'est une fausse ankilose qui est suceptible, sinon d'une guérison complète, du moins d'un soulagement notable; quant aux gonflements des jointures occasionés par des refroidissements, on y remédie par l'application de feuilles de choux que l'on fait bien chauffer, dont on écrase les nervures et que l'on applique ensuite chaudement sur l'articulation malade. Quand on retire les feuilles, on nettoie la jointure et on la tient bien chaude.

Contre l'ankilose incomplète on emploie des cataplasmes faits avec un blanc d'œuf bien battu que l'on mêle avec deux ou trois cuillerées d'alcool, on verse ce mélange sur une suffisante quantité d'étoupe et on l'applique sur la jointure malade. On emploie aussi comme résolutif la teinture d'iode dont on badigeonne le genou où se montrent ordinairement ces maladies. On doit se purger souvent et se purifier le sang et les humeurs.

On accorde aux eaux minérales de la Bourboule (Puy-de-Dôme) la propriété de guérir ces affections, et j'ai même vu une personne atteinte d'une tumeur blanche qui a été à peu près complétement guérie en deux ou trois saisons.

On devra toujours consulter un homme de l'art sur ces sortes de maladies parce qu'elles demandent des soins particuliers pour éviter que ceux qui en sont atteints ne soient estropiés.

28. Aphthes, Muguet, Millet, Blanchet buccal des petits enfants.

Les aphthes sont des petites ulcérations qui se développent dans l'intérieur de la bouche, elles sont la suite de petits boutons qui s'ouvrent et forment une petite plaie. Ces petits boutons en se multipliant gênent les mouvements de la langue, troublent les fonctions de la salivation et font répandre une mauvaise odeur en infectant l'haleine.

Traitement.

On doit souvent se rincer la bouche avec de l'eau salée et toucher les aphthes avec le doigt trempé dans de l'eau-de-vie camphrée. Ceux qui sont habitués aux liqueurs fortes pourront se rincer la bouche avec de l'eau-de-vie camphrée. Quant aux petits enfants on leur touchera ces petites ulcérations avec le doigt trempé dans de l'eau-de-vie camphrée à laquelle on aura ajouté une forte quantité d'eau. On fera bien de se purger parce que cette maladie infecte les humeurs saines par la salive corrompue que l'on avale; à cet effet on prendra un ou deux grumeaux d'aloès, le soir en mangeant la soupe, ou avant de se coucher, au moyen de quelques gorgées d'eau.

Le suc de joubarbe, mélangé avec de l'eau et du miel, constitue un excellent gargarisme contre les aphthes et le muguet ou inflammation épidémique de la bouche et de la gorge.

29. Apoplexie, Coup de sang, Vertige, Migraine Mal de tête, Hémicranie, Etourdissements, fièvre cérébrale.

· L'apoplexie, qui frappe comme la foudre, est un épanchement de sang dans la cavité cranienne, à la suite duquel, on perd le mouvement et le sentiment. Elle est, ainsi que les autres maladies de la tête, causée par une substance acide qui précipite le cours du sang et le congestionne. Le vertige, la fièvre cérébrale etc., doivent aussi leur origine à la même cause, ou au développement d'hydatides ou autres parasites de mêmes espèces, dans les cavités du cerveau.

Traitement.

Le meilleur remède contre l'apoplexie, est, non pas la saignée, mais les affusions d'eau sédative dont on doit arroser abondamment la tête. Lorsque la saignée réussit à sauver un homme des effets de cette terrible maladie, il est rare que le patient ne reste pas paralysé de tout un côté ; la moindre maladresse de la part de l'opérateur, suffit pour que cela arrive, tandis qu'avec le secours de l'eau sédative jamais rien de pareil ne peut arriver ; le malade est, pour ainsi dire, ressuscité au bout de vingt minutes. On doit donc, en cas d'apoplexie, inonder le crâne d'eau sédative, en mettre des compresses autour du cou et des poignets et en lotionner constamment le cœur et la poitrine. Lorsque le malade est revenu à lui, on lui administre, s'il peut le supporter, un lavement superpurgatif (n° 18) et on lui fait prendre un bol de tisane de bourrache dans lequel on met une demi-cuillerée d'eau sédative. On purge fortement à l'aloès. Pour prévenir cette maladie, on doit se purger souvent, éviter avec soin tout ce qui peut porter le sang à la tête, comme l'excès des liqueurs alcooliques, des plaisirs de l'amour.

Pour le traitement de la fièvre cérébrale, on arrose constamment le crâne d'eau sédative, on purge à l'huile de ricin et l'on administre au malade un bol de tisane de bourrache alcalisée avec une demi-cuillerée d'eau sédative. Usage du camphre, soit à priser ou en cigarette.

Pour la migraine et les autres maux de tête provenant de l'épaississement du sang ou de sa congestion au cerveau, on emploie l'eau sédative qui est le remède souverain de ces sortes de maladies. Si les troubles de la circulation du sang proviennent d'une cause animée, on se mettra à l'usage de l'ail, on fumera ou prisera le camphre.

30.   Atonie, Débilité, Faiblesse.

Contre la faiblesse des membres, on emploie avantageusement les frictions et les lotions au vin aromatique que chacun peu composer soi-même en prenant :

31.   Vin aromatique.

Serpolet ordinaire............	une poignée.
Serpolet sauvage............	une poignée.
Genièvre ou genévrier........	une poignée.
Sauge..................	une poignée.
Menthe ou Baume des ruisseaux.	une poignée.

Faites infuser, pendant cinq jours, ces plantes dans

trois litres de bon vin ; au bout de ce temps passez le liquide à travers un linge et gardez-le dans des bouteilles bien bouchées. Les lotions de ce vin sont excellentes pour fortifier les membres, pour soulager certaines douleurs rhumatismales, contre l'enflure des jambes, etc. A l'intérieur son usage n'est pas moins efficace qu'à l'extérieur, contre les faiblesses d'estomac, la paralysie, le rachitisme, en un mot contre la faiblesse générale. Dans ce dernier cas, on le boit pur ou mêlé avec une infusion de feuilles de noyer.

On doit observer en préparant ce vin qu'il faut que la macération des plantes s'effectue dans un bocal bien bouché.

32. **Brûlure.**

Les brûlures peuvent provenir des caustiques, des alcalis et des acides aussi bien que du feu. Tous, ils agissent par la désorganisation des tissus.

Traitement.

Contre la brûlure par les alcalis employez de l'eau mêlée avec du vinaigre et lotionnez-en les parties atteintes par le caustique ; si, au contraire, la brûlure vient d'un liquide ou d'une substance acide, lavez les parties brûlées avec de l'eau alcalisée, avec une certaine quantité d'eau sédative.

Quant aux brûlures causées par le feu, si la brûlure n'est que superficielle et n'a pas mis la chair à nu, recouvrez-la de pommade camphrée ou de cérat camphré, et si la fièvre vous tourmente, lotionnez-vous à l'eau sédative.

Si la brûlure a mis les chairs à découvert, on doit,

d'abord nettoyer proprement la plaie avec de l'eau fraîche, et quand la brûlure est propre on la saupoudre de poudre de camphre que l'on couvre de pommade camphrée, on recouvre celle-ci d'une feuille de papier afin qu'elle ne passe trop vite à travers les linges qui servent au pansement.

On doit renouveler ce pansement matin et soir et supporter patiemment la cuisson passagère du camphre.

33.   **Carreau des enfants.**

Cette maladie, fréquente chez les enfants, provient de l'invasion du péritoine par les vers, ou elle est le produit d'un vice scrofuleux.

Les enfants atteints de cette affection ont le ventre ballonné et volumineux, et paraissant bosselé au toucher ; ils maigrissent à vue d'œil, ont la peau terne et flétrie, sont faibles et finissent par tomber dans le dépérissement par la privation du sommeil et de d'appétit.

Traitement.

Appliquez sur le ventre de de l'enfant un cataplasme composé des matières suivantes :

34°   **Cataplasme vermifuge.**

Prenez : Eau........................... une chopine.
   Farine de lin.................. 100 grammes.
   Sel........................... une cuillerée.
   Feuilles de laurier-sauce..... une grosse pincée.
   Thym......................... une pincée.
   Menthe ou baume des ruisseaux une pincée.
   Cerfeuil...................... une pincée.
   Gousses d'ail broyées........ 5 ou 6
   Aloès en poudre............. 2 grammes.

On mêle ensemble toutes ces matières, en ayant soin de pétrir l'aloès dans une suffisante quantité de pommade camphrée et de le mettre avec les autres ingrédients après l'avoir pétri. On fait cuire ce mélange, et après la cuisson, on étend cette pâte entre deux linges que l'on arrose de deux ou trois cuillerées d'eau sédative, on l'applique ensuite sur la partie malade ou fixée par le traitement.

Le matin, faites boire à l'enfant du lait dans lequel vous aurez fait bouillir quelques gousses d'ail et une pincée de menthe. Employez aussi tous les deux ou trois jours le sirop de chicorée.

N. B. — On observera que le cataplasme ci-dessus doit être appliqué, autant que possible, lorsque l'enfant est couché pendant la nuit; durant le jour, on lui appliquera sur le ventre quelques compresses d'eau sédative.

35° Catarrhe pulmonaire, Rhume, Bronchite, Grippe, Coqueluche, Enrouement, Extinction de voix, Toux.

Le catarrhe pulmonaire est un rhume de poitrine ; la bronchite, une inflammation des bronches ; la grippe, une espèce de rhume, de bronchite épidémique ; la coqueluche, une toux convulsive qui affecte spécialement les enfants.

Traitement.

36° Tisane pectorale.

Faites de la tisane composée d'une pincée de chacun des ingrédients suivants : sommités de bourrache, fleurs de coquelicot, (on mettra très-peu de fleurs de coquelicot parce que, suivant le terrain d'où elles proviennent,

elles peuvent être plus ou moins chargées d'opium),
fleurs de sureau, racines de navet, fleurs de mauve et
de guimauve, fleurs de violette, baies de génevrier, et
deux ou trois figues grasses coupées par tranches.

Cette tisane est excellente dans la pleurésie, la pneumonie, le catarrhe pulmonaire, la bronchite, la toux,
la coqueluche, la grippe, l'aphonie ou extinction de
voix, l'enrouement, et en général contre toutes les maladies de poitrine. En outre, on fera usage du camphre
en cigarettes ou sous forme de prises ; on se purgera à
l'aloès, on fera usage de l'ail, surtout dans les cas de
grippe et de coqueluche. Soir et matin, application sur la
poitrine, d'un cataplasme de feuille de bouillon blanc,
de mauve, de guimauve, et de farine de lin.

Aux enfants en bas-âge, on administrera tous les trois
ou quatre jours, le matin et le soir, une cuillerée de sirop de chicorée. On leur entourera le cou d'un chapelet
d'ail et on leur fera respirer l'odeur du camphre en leur
en tenant un morceau près du nez durant leur sommeil.

37°   **Charbon, Pustule maligne.**

Le charbon est ordinairement causé par la piqûre
d'une mouche, d'un moucheron ou de tout autre insecte
dont le dard a été empoisonné dans quelque corps en putréfaction, par une blessure empoisonnée, si petite
qu'elle soit, et enfin par l'ingestion de viande d'animaux morts de cette terrible maladie.

Si une piqûre ou un bouton quelconque vous donne
la fièvre, si le bouton prend un aspect noirâtre et que la
fièvre augmente à mesure que le charbon se développe,
méfiez-vous du charbon, maladie terrible qui donne
promptement la mort.

Traitement.

Contre les piqûres de mouches ou d'insectes véni-
meux, employez l'eau sédative très-forte. Sur les boutons du charbon, sur la pustule maligne, appliquez des
des compresses d'alcool camphré, ou lavez-les souvent
et tenez-les couverts d'un linge imbibé de ce liquide.
En cas de fièvre, lotions à l'eau sédative.

De plus, ajoutez à cette médication la tisane de bourrache que vous alcaliserez avec une demi-cuillerée d'eau
sédative ordinaire.

Autre remède.

Avec un petit pinceau de plumes, badigeonnez le
charbon avec de la teinture d'iode, et faites usage de la
tisane de bourrache comme elle est prescrite ci-dessus.

38° **Chloroses, pâles couleurs.**

Cette maladie affecte spécialement les jeunes filles
et provient du manque d'oxygénation du sang, ou de
l'absorption de quelques-uns de ses éléments par les
vers.

Traitement.

Les jeunes filles atteintes de cette affection doivent
prendre une nourriture substantielle et bien épicée,
manger souvent de l'ail, ou si elles ont une trop forte
répulsion pour l'ail, boire du lait dans lequel on en
aura fait bouillir quelques gousses, divisées en plusieurs morceaux ; se purger à l'aloès, prendre un morceau d'écorce de grenade de la grandeur d'une pièce de
deux francs, qu'elles mâcheront en ayant soin d'avaler
leur salive, et lorsque ce morceau d'écorce sera bien

mâché, elles feront bien de l'avaler. Elles devront faire usage de l'infusion de menthe ou baume des ruisseaux, ou de la tisane de feuilles de noyer, et même prendre alternativement un jour de l'une et un jour de l'autre. Quelques lavements vermifuges (n° 19) ajoutés à cette médication, la compléteront et en augmenteront l'efficacité.

39° **Choléra, fièvre jaune, typhus, peste**.

Ces maladies paraissent toutes être dues à une cause animée dont l'air est le véhicule. Peut-être aussi sont-elles produites par des émanations des couches intérieures de notre globe.

Ce qui milite en faveur de cette dernière opinion, est l'apparition de nouveaux symptômes dans les maladies pestilentielles, ce qui provient sans doute de ce que la couche intérieure dont les exhalaisons ont été jusqu'aujourd'hui la cause de la peste, est épuisée et laisse maintenant passer les gaz de la couche suivante dont les émanations diffèrent évidemment de la nature des premières puisqu'elles produisent des effets différents sur notre organisation.

Le pain fait avec du seigle ergoté peut causer dans la population de grands et terribles ravages, qui semblent avoir quelque analogie avec ceux du choléra. Les cultivateurs doivent toujours avoir l'œil ouvert sur cette maladie des céréales et s'entourer de toutes les précautions nécessaires pour éviter de grands malheurs.

Traitement.

Dès que les premiers signes du choléra se manifestent, hâtez-vous de prendre un petit verre de la liqueur anticholérique de Raspail, dont voici la recette :

40	Alcool à 21° Cavtier. , ... :	1 litre.
	Racines d'angélique.	30 grammes.
	Calamus aromaticus.	2 id.
	Myrrhe.	2 id.
	Cannelle.	2 id.
	Aloès.	2 id.
	Clous de girofle.	1 id.
	Vanille.	1 id.
	Camphre.	0,50 centigr.
	Noix muscade.	0,25 id.
	Safran. . . . . , . .	0.05 id.

On laisse digérer toutes ces matières dans l'alcool en observant que la bouteille qui renferme le tout soit bien bouchée et placée au soleil dans un endroit chaud, pendant au moins quatre à cinq jours. Au bout de ce temps, on transvase doucement cette liqueur dans une autre bouteille que l'on conserve pour l'usage.

En temps d'épidémie, on se purgera souvent, on fera usage de la cigarette de camphre ou l'on prisera cette dernière substance, on mangera souvent de l'ail et on s'administrera tous les trois ou quatre jours le lavement vermifuge (n° 19).

La peste s'annoncé ordinairement par l'apparition d'un bouton charbonneux que les médecins appellent bouton d'Alep.

A la première apparition de ce bouton, on devra le couvrir d'alcool camphré et l'en arroser constamment. Frictionnez-vous à la pommade camphrée, faites un usage général du camphre, portez sur vous des odeurs agréables, des plantes odorantes, mangez de l'ail, et prenez dans la journée un petit verre de la liqueur anticholérique (n° 40).

Quelquefois on emploie comme remède contre le choléra, l'urtication, c'est-à-dire que l'on se frappe, se flagelle pour ainsi dire, le corps ou une partie du corps avec des orties.

41 Colique, Volvulus, Épreintes, Tranchées, Colique de miséréré.

La colique est une douleur intestinale aiguë qui a pour cause des vers de grosse taille ; la formation de calculs stercoraires, l'ingestion de fruits verts, et enfin, la cause la plus immédiate, les poisons quelconques.

Traitement.

La première chose à faire à un homme atteint d'une colique quelconque, est de lui administrer un purgatif à l'huile de ricin (10), de lui appliquer ensuite sur le ventre le cataplasme décrit à l'article carreau des enfants (n° 34) et de lui administrer le lavement vermifuge (n" 19) on lui fera prendre un verre de la liqueur anticholérique décrite à l'article choléra (n° 40), ce petit verre de liqueur fait souvent disparaître la colique comme par enchantement.

42 Constipation.

Etre resserré, aller difficilement à la selle, c'est être constipé, avoir la constipation. Cette maladie quand elle n'est pas le résultat d'affections vermineuses, est ordinairement causée par l'abus des liqueurs fortes, des mets échauffants, et enfin par le défaut d'exercice qui empêche d'écouler la bile nécessaire pour compléter la digestion.

Traitement.

Commencez d'abord par vous purger à l'huile de

ricin si la constipation est opiniâtre, ou à l'aloès si elle n'est que légère ; ensuite pour vous préserver des atteintes de cette maladie, prenez de l'aloès à dîner, tous les quatre ou cinq jours.

Si la constipation provient du défaut d'exercice on doit se livrer au mouvement et se créer des occupations journalières qui demandent l'exercice du corps. De temps en temps frictions à l'eau sédative et à la pommade camphrée.

43   Contusions , Blessure , Meurtrissure , Coupure , Ecchymose , Extravasation du sang , Écrasement des chairs , Plaie, Ulcère.

Dans les contusions où la chair n'a pas été mise à découvert, dans les écorchures légères, les meurtrissures, l'ecchymose, employez les compresses d'eau-de-vie camphrée; si les chairs sont entamées et que la blessure soit grande, rapprochez-en les bords et arrosez-les d'huile camphrée, recouvrez celle-ci de pommade camphrée et assujétissez convenablement le pansement au moyen de linges et de bandes de toiles que vous arroserez d'eau-de-vie camphrée, ainsi que les bords de la blessure où la chair n'est que peu meurtrie.

Dans le cas où la blessure serait grande, pour ne pas déranger le pansement et laisser aux chairs le temps de se reprendre et à la blessure le temps de se cicatriser, après avoir rapproché les chairs comme il a été dit ci-dessus et les avoir arrosées d'huile camphrée, couvrez-les d'une épaisse traînée de poudre de camphre et ensuite d'une forte couche de pommade camphrée, de manière à n'avoir pas besoin de renouveler

le pansement de deux ou trois jours, au bout desquels
on peut panser de nouveau en ayant soin de renouveler
le pansement chaque jour. Le malade peut manger à
peu près comme à l'ordinaire, car avec ce traitement
on ne doit point redouter la fièvre, et aussitôt qu'elle
tourmente un peu le blessé, on n'a qu'à lui mettre des
compresses d'eau sédative autour des poignets, du cou,
et de lui en arroser la tête.

44.   Quant aux vieilles plaies, aux ulcères scrofuleux,
on les brûle à l'eau-de-vie camphrée, ou bien, après
les avoir recouverts de pommade camphrée pendant
deux ou trois fois pour vivifier les chairs, on les badigeonne avec de la teinture d'iode; on se purge tous
les trois ou quatre jours à l'aloès, et quelquefois, au
début surtout, à l'huile de ricin (n° 10).

On traite aussi ces plaies en les lavant avec une
décoction de feuilles de noyer ou en y appliquant des
feuilles de coignassier cuites dans du vin, en ayant eu
préalablement soin de laver la plaie avec ce vin.

Les feuilles de géranium, appliquées sur les cou-
pures, les écorchures, les guérissent rapidement si l'on
a soin de les maintenir sur la blessure au moyen d'un
linge et d'un lien ou d'une petite bande de toile

45.   **Cors aux pieds, Oignons, Poireaux, Verrues.**

Les cors aux pieds sont déterminés par le frottement
de la chaussure sur les papilles ou expansions nerveuses, pendant la marche.

Traitement.

On prétend que la cendre d'écorce de saule, mêlée

avec du fort vinaigre, est bonne pour détruire les cors aux pieds et les verrues.

Autre remède.

Les feuilles fraîches de souci pilées et appliquées sur les cors et les verrues, les font disparaître assez promptement.

Autre.

Une autre remède, très-facile et peu dispendieux, que chacun peut facilement préparer soi-même est la simple application des racines d'ail pilées et réduites en onguent avec de l'huile d'olive, sur les cors, les verrues, et les autres excroissances de même nature.

Pour diminuer la douleur produite par le frottement de la chaussure pendant la marche, il faut couvrir le cors de cérat camphré et se chausser ensuite.

46° Croup, Angine couenneuse.

Le croup, cette affreuse maladie qui enlève les enfants dans un espace de temps si rapide, peut être causé par la piqûre ou la succion des helminthes vers le larynx, par les rhumes, les refroidissements, et enfin par les scrofules ou la *râche*, selon l'expression populaire, agissant sous l'influence d'un changement de température. L'angine couenneuse est presque aussi terrible que le croup dont elle n'est ou ne semble être qu'une variété. *Traitement d'après la nouvelle méthode de médecine.*

Aussitôt qu'on s'aperçoit des premiers signes du croup, qui se reconnaissent à une certaine gêne dans la respiration et au cri croupal, espèce de cri rauque, *ou cri de coq,* il faut couvrir l'enfant plus qu'à l'ordinaire, le cou principalement, afin de le faire transpirer abon-

damment ; de temps en temps, on lui place dans la bouche
un anneau d'or ou d'argent, bien propre, afin de le
faire saliver, et pour éviter tout accident, on attache
avec un fil solide l'anneau qu'on lui met dans la bouche.
Pour favoriser la transpiration, on lui fait boire avec
son lait une infusion de bourrache ; on lui donne une
cuillerée de sirop d'ipécacuanha, on lui fait respirer
l'odeur du camphre en lui en tenant un morceau près
des narines ; on lui entoure le cou d'une compresse imbibée tantôt d'eau sédative et tantôt d'alcool camphré.

Si cette médication est appliquée au début de la maladie, elle l'enraye tellement qu'elle se termine comme
un simple rhume. Dans le cas où l'on s'y prendrait un
peu tard, et si la maladie avait fait des progrès, il faudrait se hâter d'administrer cinq centigrammes d'émétique (voyez plus bas la manière d'administrer l'émétique), pour faire vomir et expulser le bouchon croupal
tout en ne négligeant point les compresses alternatives
d'eau sédative et d'alcool camphré autour de cou.

On doit prendre des précautions pour faire éviter cette
maladie aux enfants, pour cela, on doit leur donner
souvent pour les vers et leur faire prendre tous les huit
jours du sirop de chicorée, ou les purger, s'ils sont
assez âgés pour prendre l'aloès, leur faire éviter, autant
que possible, les rhumes et surtout les pluies ou de
nouveaux refroidissements, s'ils sont déjà enrhumés.

J'ai vu une jeune, fille âgée de six à sept ans, qui
avait un léger rhume et qui s'en alla aux vignes ven
danger avec ses parents ; la pluie survint, elle se
mouilla, et prit un refroidissement qui lui occasionna
le croup, et à la suite, une mort qui arriva rapidement
et l'enleva à l'affection de ses malheureux parents.

On doit, je le répète, donner souvent aux enfants des

vermifuges, des purgatifs ou des tisanes qui leur fassent évacuer les humeurs impures, comme les tisanes de fleurs de violette, de pensées sauvages, de feuilles de noyer, de menthe ou baume des ruisseaux.

L'angine couenneuse se traite à peu près comme le croup, en appliquant derrière le cou et jusque derrière les oreilles, tantôt une compresse d'alcool camphré et tantôt le cataplasme décrit à l'article carreau des enfants n° 34.

47° **Manière d'administrer l'émétique.**

On fait dissoudre la quantité prescrite, (cinq centigrammes ordinairement), d'émétique, dans un verre ou un demi-verre d'eau tiède, on remue, jusqu'à ce que le sel soit dissous, puis on fait boire l'eau tiède au malade.

48° **Dartres, Teigne, Gourme, etc.**

La gâle, la teigne et quelques autres maladies de la peau sont causées par un être animé ; d'autres, et ce sont les plus terribles et les plus rebelles à toute espèce de médication, doivent leur origine à des poisons, tels que le mercure et l'arsenic.

Il y a deux espèces de dartres, les *farineuses* et les *vives;* ces dernières sont beaucoup plus difficiles à guérir que les autres.

Traitement.

Etant connue la cause de la gâle, on se débarrasse facilement de cette maladie en tuant l'acare qui en est l'unique cause ; à cet effet, on se lotionne des pieds à la tête avec de l'eau sédative ou de l'alcool camphré, à la suite de chaque lotion, on se graisse le corps entier avec de la pommade camphrée ou simplement avec de l'huile ordinaire. On a soin, après cette opération, de prendre du linge blanc de lessive et d'enfermer les habits infectés dans des boîtes bien closes où on les saupoudrera abondamment avec de la poudre de camphre, ou bien encore on met tous ces habits à la lessive.

Un remède facile, pour ceux qui ont des baignoires, est de prendre un bain composé de la quantité d'eau nécessaire et d'une forte décoction de feuilles de noyer, de menthe ou baume des ruisseaux, que l'on verse dans la baignoire.

Les dartres *farineuses* se guérissent par la simple application d'un peu d'eau sédative ou d'alcool camphré et d'une petite friction à la pommade camphrée.

Quant aux dartres *vives*, elles demandent plus de temps et une médication plus compliquée pour disparaître. On doit se purger à l'huile de ricin en débutant, ensuite, à l'aloès tous les quatre ou cinq jours; on renouvelle la purgation à l'huile de ricin tous les quinze jours ou toutes les trois semaines. Trois fois par jour on badigeonne la dartre vive avec de de la teinture d'iode que l'on se procure chez un pharmacien. A mesure que la teinture d'iode tombe par plaque de la dartre, on la renouvelle jusqu'à complète guérison.

49° **Diarrhée, Dévoiement, Dyssenterie**.

La diarrhée est causée par le passage du chyme à l'état acide dans les intestins grêles. Ce passage anormal provient de l'invasion des canaux biliaires par les vers.

La dyssenterie reconnait aussi une cause animée qui à son siége dans le gros intestin. L'ingestion des fruits verts peut aussi donner lieu à cette maladie.

Traitement.

Ces maladies se guérissent en appliquant sur le ventre tantôt une compresse d'eau sédative, tantôt une compresse d'alcool camphré et ensuite le cataplasme n° 34, administrez aussi le lavement vermifuge n° 19. Mâchez grand comme une pièce de deux francs d'écorce de grenade, et lorsqu'à force de mâcher vous l'aurez broyé, avalez-en les morceaux. Un simple petit verre de la liqueur hygiénique, sans sucre, décrite à l'article choléra n° 40, suffit souvent pour guérir ces maladies comme par enchantement. Mangez de l'ail le soir avant de vous coucher. afin que l'odeur ait disparu le lendemain.

50. **Enflure, Anasarque, Œdème.**

On ne peut se guérir de l'enflure qui dérive d'une autre maladie qu'en se débarrassant de la maladie d'où elle émane.

Quant à l'enflure accidentelle, elle se dissipe par l'application de cataplasmes émollients faits avec des plantes grasses ou émollientes, comme le bouillon blanc, la mauve, la guimauve, etc., et en bassinant l'enflure avec le vin aromatique (n° 31). Pour l'enflure hydropique, voyez une recette au n° 62.

On fait aussi contre l'enflure des jambes ou des autres membres des fumigations avec des plantes émollientes et aromatiques.

51° **Engelures.**

Tout le monde connaît les engelures et sait que le psssage subit du chaud au froid et réciproquement du froid au chaud, suffit pour déterminer cette ma-

ladie qui affecte spécialement les gens d'une constitution lymphatique et scrofuleuse. Cette maladie atteint
ordinairement l'extrémité des mains, des pieds, les ta-
lons, et quelquefois les oreilles et le bout du nez.

Traitement.

Si les engelures ne sont pas crevassées, on fait prendre aux mains un bain d'eau salée froide, ou bien encore, on lave les parties engélivées avec de l'eau sédative pure et quelquefois avec de l'eau-de-vie camphrée
et on les recouvre ensuite de pommade camphrèe que
l'on maintient en place avec des gants en vessie de
porc.

Si les engelures sont crevassées au lieu de les panser
comme il est dit ci-dessus, on les couvre de pommade
camphrée.

On se préserve des engelures en se lavant les mains
avec de l'eau-de-vie ou de l'alcool camphrés, ou bien
encore en les lavant dans de l'eau chaude et en les
plongeant ensuite tout d'un coup dans de l'eau froide,
la réaction produite par cette opération rend la peau
moins sensible aux changements de température.

Beaucoup de personnes se guérissent les engelures
des mains en se les lavant avec de la neige.

52 Entorse, Luxation, Foulure, Effort, Courbature.

La foulure est une luxation passagère et incomplète
de la main ; l'entorse une luxation du pied. La cour-
bature affecte spécialement les reins. On appelle luxation, le déplacement de deux os articulés.

Traitement.

Dans le cas de luxation ou de déviation d'un membre, on doit le remettre à sa place en le tirant fortement à soi dans la direction qui lui est ordinaire et l'abandonner ensuite tout d'un coup. Le simple bon sens suffit pour indiquer ce qu'il faut faire en cas de déviation, pour remettre un membre à sa place.

On applique sur les foulures et les entorses, s'il n'y a pas d'écorchures, une bonne compresse d'eau sédative ou si, par ce moyen, la guérison était trop lente, on ferait des applications du cataplasme n° **34**. S'il survenait de l'enflure on remplacerait immédiatement l'eau sédative et les cataplasmes, par l'eau-de-vie camphrée. Après chacune de ces applications, on enveloppe la jointure malade avec des linges graissés de pommade camphrée.

Autre remède.

Mêlez par égale partie de l'avoine et du gros son que vous ferez cuire dans du bon vin, lorsque le tout sera suffisamment cuit, vous en ferez un cataplasme que vous appliquerez sur l'articulation affectée.

53   Erésipèle ou Erysipèle.

C'est une inflammation superficielle de la peau, accompagnée de cuisson et causée par l'infiltration d'un acide quelconque, par un poison ou par une cause animée.

Traitement.

Prenez une certaine quantité de fleurs sèches de sureau, faites-les bouillir pendant une minute, imbibez un linge de cette décoction et appliquez-le sur l'érésipèle.

Dans le cas où il y aurait des crevasses, on les panserait à la pommade camphrée. Si le mal essayait de s'étendre on le cernerait au moyen de compresses d'alcool camphré.

54 Fièvre inflammatoire, typhoïde, maligne, muqueuse, etc.

On pourrait encore augmenter la nomenclature des fièvres, mais ce n'est d'aucune utilité, attendu que les différentes dénominations sous lesquelles on les désigne ne sont que des états de la même maladie à différents degrés.

Traitement.

Contre la fièvre inflammatoire, contre l'accélération du pouls, employez l'eau sédative en compresses autour du cou, des poignets, arrosez-vous en la tête ; en un mot, employez l'eau sédative contre le moindre symptôme de fièvre. Contre les fièvres bilieuse, muqueuse, typhoïde, maligne, gastrique, prenez souvent le lavement n° 19, purgez-vous à l'aloès ou à l'huile de ricin, fumez et prisez le camphre, faites usage de l'ail, mâchez grand comme une pièce de deux francs d'écorce de grenade. Lavement superpurgatif pendant deux ou trois fois (n° 18).

Avec ce traitement fort simple, ces maladies qui demandent toute l'application et tout le savoir de la vieille école, se dissipent comme par enchantement.

55 Fluxion de poitrine, Pleurésie, Point de côté, Phthisie.

La fluxion de poitrine ou pneumonie est une inflammation des tissus de l'organe pulmonaire ; la pleurésie, une inflammation de la plèvre ou membrane séreuse qui enveloppe les poumons. La phthisie pulmonaire est la plus terrible des maladies de poitrine, on appelle *poitrinaires*, ceux qui en sont atteints.

Traitement.

On fera boire au malade la tisane pectorale n° 36, et à chaque bol il prendra un grumeau de camphre de la grosseur d'un pois qu'il avalera avec sa potion ; on le purgera deux ou trois fois à l'huile de ricin ou à l'aloès, on lui appliquera sur la poitrine le cataplasme n° 34. Aussitôt qu'on aura enlevé ce cataplasme, on essuiera proprement la peau et on frictionnera à la pommade camphrée. On entourera le cou du malade d'une compresse imbibée d'eau sédative. Aloès tous les quatre ou cinq jours.

On guérit le point de côté en y appliquant une forte compresse d'eau-de-vie ou d'alcool camphrés, et en y appliquant ensuite une feuille de papier enduite de pommade camphrée.

Quant à la phthisie, faites votre possible pour la prévenir, faites usage du camphre qui est excellent pour prévenir les maladies de poitrine, prisez-le ou fumez-le en cigarette. (On peut faire des cigarettes avec des plumes d'oie ; on en vend aussi chez tous les pharmaciens à un prix modique). Évitez les refroidissements, les sueurs rentrées, les rhumes et tout ce qui est capable de faire naître cette maladie ou d'accélérer sa marche lorsqu'elle existe.

56.　　　　　**Furoncle, Clou.**

Tout le monde connaît cette maladie qui consiste en

une petite tumeur rouge enflammée. On doit favoriser la maturité de cette petite tumeur inflammatoire en la couvrant d'un petit cataplasme émollient, fait avec de la farine de lin, de la feuille de mauve, de bouillon-blanc et de guimauve. Lorsque la maturité est complète et que le pus sort, on remplace les cataplasmes par l'application des feuilles de lierre, de chou, ou mieux encore, de poirée (bette), que l'on nettoie et que l'on passe au feu avant de les appliquer sur le furoncle. Les clous ou furoncles sont les indices certains d'un sang impur que l'on doit purifier en se purgeant souvent.

57. **Gangrène.**

On sait que la gangrène est une fermentation putride, une corruption des chairs.

Traitement.

On arrête les progrès de cette affreuse maladie par l'application de bonnes compresses d'eau-de-vie camphrée dont on doit supporter la cuisson, coûte que coûte. Badigeonnez avec un pinceau de plumes, les bords de la plaie ou de l'ulcère avec de la teinture d'iode et hâtez-en la guérison en la couvrant d'huile ou de pommades camphrées, après avoir enlevé la compresse d'eau-de-vie camphrée.

58. **Gastrite, Gastralogie, Indigestion, dyspepsie, Glaires, Nausées ou envies de vomir, Crampes et maux d'estomac.**

Lorsque toutes ces maladies ne proviennent pas de la qualité ou de la quantité des substances alimentaires ou des abaissements de température, elles sont indubitablement produites par le parasitisme des vers.

Traitement.

Si la maladie vient de la mauvaise qualité des aliments ou de l'eau à boire, on la guérira en remédiant à la cause d'ou elle émane ; si, au contraire, elle reconnaît pour cause la présence des helminthes dans les intestins prenez le lavement vermifuge (n° 19 7°), purgez-vous d'abord à l'huile de ricin (n° 10) et ensuite à l'aloès tous les trois ou quatre jours jusqu'à guérison. Faites usage de l'ail dans les aliments.

Il est facile de prévenir les maladies d'estomac en tenant les ustensiles culinaires bien propres, en observant les règles de la sobriété, en prenant du repos pendant le premier travail de la digestion, en se préservant du froid, en évitant de manger les mets contraires au goût, en prenant de l'exercice et en conservant le régime auquel on est soumis depuis longtemps. On doit aussi faire attention à la nature de l'eau dont on fait usage. Prenez souvent des vermifuges et quelques infusions de menthe ou baume des ruisseaux.

Contre l'indigestion prenez une infusion de bourrache et dans le cas de dyspepsie ou mauvaises digestions, prenez un grumeau d'aloès à dîner, et une infusion de menthe tous les deux ou trois jours.

59. Hémorrhagie ou perte de sang, saignement de nez.

Si l'hémorrhagie est due à une blessure, on s'empresse d'arrêter le sang en liant ou en tordant l'artère d'où il se dégorge, ou bien si l'on ne peut la lier ou la tordre on la couvre d'amadou, ce qui souvent suffit pour étancher le sang.

Contre le saignement de nez, on fait sentir et respirer

de l'alcool camphré et si le saignement est opiniâtre
on applique une compresse de ce liquide derrière le
cou.

Les orties pilées, réduites en pâte et appliquées sur
une hémorrhagie, ont la propriété de l'arrêter. Le suc
ou jus de cette plante, introduit dans le nez à la propriété d'en arrêter le saignement.

60. **Hémoptysie ou crachement de sang, Hé-matémèze ou vomissement de sang.**

Dans le crachement de sang on fait violemment
respirer l'alcool par la bouche; dans le vomissement
de sang on boit de l'eau-de-vie camphrée en ayant soin
de l'étendre de sept à dix fois son volume d'eau.

Les personnes qui vont se désaltérer dans les ruisseaux ou les mares, ce qui arrive souvent à celles qui
travaillent dans les bois, les champs, sont sujettes à
avoir des vomissements de sang par suite de l'ingestion de quelque jeune sangsue ou de quelque autre insecte aquatique. Dans ce cas on doit empoisonner ou
expulser par le vomissement l'auteur du mal, pour
cela on ajoute à l'au-de-vie étendue de sept à dix fois,
son volume d'eau, une poignée de sel que l'on fait
dissoudre dans ce breuvage avant de leboire. On administre au malade cinq centigrammes d'émétique (n° 47)
pour le faire vomir, ou bien au lieu de faire vomir, on
administre au malade un petit verre de la liqueur hygiénique décrite à l'article choléra (n° 40).

Autre remède contre le crachement de sang.

Prenez une petite poignée d'ortie, faites-en une décoction dont vous prendrez un bol trois fois par jour.

Quelquefois une constipation ou un échauffement

intestinal opiniâtres peuvent donner lieu à des vomissements de sang qui se calment en buvant de l'eau fraîche et en suivant le traitement ci-dessus.

61　　　　　Hydropisie.

Cette maladie consiste en une accumulation d'un liquide aqueux dans la cavité abdominale. Elle est généralement connue de tout le monde.

62　　　*Remède contre cette maladie.*

Prenez une certaine quantité de cri-cri ou grillons des champs, faites-les bouillir dans un litre ou un demi-litre d'eau et lorsque celle-ci sera devenue noire, faites-la boire sous forme de tisane, à la personne atteinte d'hydropisie, continuez cette tisane jusqu'à ce que toutes les eaux soient évacuées. On observera qu'il faut passer cette tisane à travers un linge, afin qu'elle ne contienne pas de débris de grillons, et qu'il faut que le malade ignore avec quoi est faite la tisane de crainte que le dégoût ne lui empêche de la boire.

D'autres fois, au lieu de préparer cette tisane comme il est dit ci-dessus, on fait sécher les grillons au four, on les réduit ensuite en poudre de laquelle on prépare une infusion comme si c'était du café ordinaire.

Cette tisane à la propriété de faire évacuer par les urines, les eaux hydropiques contenues dans la cavité abdominale.

On a vu une personne atteinte d'hydropisie qui a été guérie en vingt-quatre heures avec cette seule tisane, ce qui n'empêche pas néanmoins d'administrer le lavement n° 19.

63　Inappétence, Dégoût, Perte d'appétit.

Prenez une forte décoction de pissenlit, trois fois

par jour et l'appétit vous reviendra promptement.
L'infusion de camommille est aussi très-bonne pour
ramener l'appétit.

Un autre remède excellent et très-facile à faire est
de prendre avant le repas une cuillerée de graines de
moutarde blanche.

L'ail et l'aloès ont aussi la propriété de ramener
l'appétit.

65 **Insomnie.**

L'insomnie est la privation du sommeil, la difficulté
de dormir.

Traitement.

Prenez avant de vous coucher gros comme un pois
de camphre, écrasez-le sous vos dents et avalez-en les
miettes au moyen d'un demi-verre d'eau. Ou bien,
encore, prenez avant de vous mettre au lit une infusion
de fleurs ou de quelques têtes de coquelicot.

66 **Ivresse.**

Le véritable remède contre cette maladie alcoolique,
est de ne boire que le nécessaire et de s'arrêter à cette
limite pour éviter de tomber dans l'ivresse, état qui
met l'homme au niveau de la brute.

Traitement.

Pour dégriser rapidement un homme, lotionnez lui
tout le corps avec de l'eau sédative, et faites-lui boire
une ou deux cuillerées de cette eau dans un bol de
bourrache chaude et sucrée.

67 **Jaunisse, Epatite, Ictère, Engorgement
du foie.**

La jaunisse, l'ictère et les engorgements du foie,

proviennent de l'invasion de cet organe par la douve, les hydatides, etc.

Traitement.

Purgez-vous d'abord à l'huile de ricin, prenez ensuite quelquefois le lavement n° 19. Mangez souvent de l'ail, mâchez de l'écorce de grenade et avalez-en les morceaux ; prenez de l'aloès tous les trois ou quatre jours, appliquez-vous sur le ventre, une compresse d'eau sédative et tantôt le cataplasme n° 34, lotionnez-vous les reins avec de l'alcool camphré. Comme tisane buvez du vin blanc dans lequel vous aurez fait infuser du matin au soir de la poudre de feuilles de noyer. Pour faire cette poudre on prend une certaine quantité de feuilles de noyer on les fait sécher au four, on les réduit en une poudre que l'on fait infuser dans du vin blanc.

68. **Mal-caduc, Epilepsie, Convulsions.**

Le mal-caduc, quand il n'est pas héréditaire, est ordinairement causé par les vers, le ver solitaire surtout. Les poisons mercuriels et arsenicaux peuvent aussi causer cette effrayante maladie.

Traitement.

Administrez au malade atteint du mal-caduc, le lavement n° 19 7°, arrosez-lui la tête avec de l'eau sédative et lotionnez-le avec la même eau tout le corps, ensuite friction générale à la pommade camphrée. Faites-lui prendre, en outre, chaque jour une cuillerée à café d'assa-fœtida, réduite en poudre au moyen d'une rape à sucre ou autrement. Si vous soupçonnez le ténia ou ver solitaire comme auteur de cette terrible maladie, faites prendre au malade le breuvage suivant :

4

69.   *Remède contre le ver solitaire.*

Faites bouillir dans un litre d'eau, jusqu'à réduction
de moitié, 60 grammes d'écorce de grenade (pour un
enfant on réduit cette dose à la moitié ou 30 grammes),
10 grammes de racines de fougère, 10 grammes de
semen-contra, 10 grammes .de mousse de corse, et
10 centigrammes d'aloès, retirez du feu et passez ensuite à travers un linge. Faites prendre cette tisane en
deux ou trois fois au malade. Un quart d'heure après,
administrez l'huile de ricin n° 10.

On prendra ce remède à jeun et avant de le prendre,
on attirera le ver dans le haut de l'estomac en buvant
un demi-verre de lait.

Les convulsions des enfants ne reconnaissent le plus
souvent pas d'autre cause que les vers ; on doit don-
leur donner souvent des vermifuges.

70.   **Mal de dent, Carie des dents.**

Le mal de dent peut-être causé par l'action du froid,
d'une substance acide, par les remèdes mercuriels et
enfin par une cause animée. La carie est une décom-
position, une pourriture des dents.

Traitement.

Prenez toutes sortes de plantes aromatiques, faites-
les cuire dans un chaudron ou une marmite bien
propre, versez ensuite le tout dans une casserolle ou
une terrine sur laquelle on se place la tête pour rece-
voir la fumée ; on a soin de bien se couvrir la tête et
de renouveler ce remède jusqu'à guérison.

Quant aux dents attaquées de carie, introduisez un
grumeau de camphre dans l'endroit carié ; ce simple
moyen suffit souvent pour dissiper la douleur.

Si la douleur continue et qu'il y ait fluxion à la joue, appliquez le cataplasme n° 34 sur le côté de la joue où il y a fluxion ; appliquez un peu d'eau sédative derrière les oreilles.

Il n'est pas de plus grande imprudence que celle de se laisser plomber les dents avec un amalgame ou alliage de mercure. Une foule de maladies terribles et opiniâtres peuvent naître de ce plombage intoxicant.

71. **Mal d'oreilles, Surdité, Otite**.

Les maux d'oreille peuvent être causés par la malpropreté, l'introduction d'un corps étranger dans le tuyau auditif, le parasitisme d'une cause animée et les refroidissements violents.

Les poisons métalliques donnent aussi les maux d'oreilles les plus opiniâtres.

Traitement.

Le mal d'oreille et la surdité provenant de la malpropreté se guérissent à l'aide du cure-oreille, quant au mal d'oreille dû à une cause animée, il se dissipe en versant quelques gouttes d'huile camphrée dans le tuyau de l'oreille et en l'y maintenant au moyen d'un petit tampon de ouate ou de coton. Si la douleur continuait à être violente, on s'appliquerait des compresses d'eau sédative derrière les oreilles, on ferait des fumigations avec des plantes aromatiques comme la menthe ou baume, la verveine, le serpolet, la sauge, le romarin, le genévrier, etc.

Enfin si aucun de ces moyens ne calmait la douleur il faudrait s'adresser à un chirurgien pour le faire procéder à l'extraction du corps étranger.

72. **Ophthalmie, Maladie des yeux.**

Ophthalmie est le terme générique dont on se sert en médecine pour désigner les différentes maladies inflammatoires des yeux.

NOTA. — L'œil étant un organe extrêmement délicat et le plus précieux de tous, ne peut-être soigné des différentes affections qui peuvent l'atteindre que par des personnes prudentes et versées dans la science médicale. C'est pour cela qu'on renonce à indiquer les différents traitements ophthalmiques trop difficiles et trop compliqués pour trouver place dans ce petit manuel.

Le manuel annuaire de la nouvelle méthode de médecine (méthode Raspail), contient la définition, les explications, le traitement et les renseignements nécessaires pour que chacun puisse se soigner soi-même, en connaissance de cause. Ici nous nous bornons à conseiller aux personnes atteintes de maladies des yeux, à ne jamais prendre les remèdes homicides dans lesquels il entre du mercure (vif argent), de l'arsenic ou tout autre poison ne pouvant que faire empirer la maladie et la rendre incurable.

Traitement.

On va néanmoins indiquer les remèdes les plus simples, les plus faciles à appliquer contre les maladies les plus communes.

Contre les maux d'origine scrofuleuse ou mercurielle, on pourra se bassiner les yeux avec le liquide suivant :

73. **Eau quadruple et antiscrofuleuse.**

Dans un litre d'eau bouillante, jetez :

Sulfate de zinc. . . . . 4 grammes.
Sel de cuisine. 25   id.
Goudron de Norwège. . . . . . . 50 centigrammes.
Aloès. . . . . 50 centigrammes.

Après que ces substances auront bouilli cinq minutes, retirez l'eau du feu, passez-la à travers un linge et conservez-la dans une bouteille bouchée et étiquetée avec soin.

Contre l'inflammation des yeux, les décoctions de cerfeuil ont produit d'heureux effets. On fait bouillir une poignée de cerfeuil dans un litre d'eau et après dix minutes de cuisson, on laisse refroidir le liquide et lorsqu'il est froid, on s'en lave l'œil enflammé. Dans la journée on doit souvent laver l'œil avec cette décoction et même y appliquer un petit cataplasme de cerfeuil.

Dans le traitement des affections scrofuleuses de l'œil on peut boire de la tisane de noyer préférablement à tout autre.

74. Panaris, Tourniole ou Tourniote, Mal d'aventure.

Cette maladie qui affecte l'extrémité des doigts, est causée, soit par un coup sur cette partie, soit par l'introduction d'une écharde ou de tout autre corps étranger. Le doigt atteint enfle, s'enflamme et empêche de dormir par les douleurs lancinantes qu'il donne.

Traitement.

Le même traitement ne peut pas s'appliquer à tout le monde, il doit varier selon que la peau est calleuse ou tendre.

Pour les peaux dures et calleuses, on enveloppe le

doigt malade de linges imbibés d'eau sédative que l'on recouvre avec un doigtier en vessie de porc. On renouvelle ce pansement trois fois par jour ou bien on vide de l'eau sédative dans le doigtier, et lorsque la peau du doigt jaunit et que l'abscès est mûr, on la fend avec un canif ou on la perce avec une aiguille. On vide la poche dans de l'eau dans laquelle on a versé quelques gouttes d'eau-de-vie camphrée, on enlève la peau morte, et après avoir nettoyé proprement la chair mise à nu, on la recouvre de pommade camphrée que l'on renouvelle trois fois par jour et que l'on recouvre chaque fois de linges imbibés d'eau-de-vie camphrée. En cas de fièvre, lotions à l'eau sédative.

Pour les peaux tendres et délicates, on remplace l'eau sédative par l'alcool camphré que l'on renouvelle de temps en temps en en versant quelques gouttes dans le doigtier en vessie de porc. Lorsque la peau crève, on panse comme ci-dessus. Après avoir fait sortir le pus, on lave proprement le doigt, on le dépouille de la peau morte et on le recouvre ensuite de pommade camphrée que l'on maintient au moyen d'un doigtier en peau, ou bien en vessie de porc dans lequel on verse de l'huile camphrée, quand on sent que le doigt est presque à sec, et que la pommade camphrée a disparu. On renouvelle ce pansement une fois par jour seulement.

Autre remède.

Dès que l'on sent les premières douleurs qui annoncent un panaris, on prend des escargots qu'on écrase jusqu'à ce qu'ils soient en pâte. On couvre le doigt malade de cette pâte, que l'on renouvelle toutes les vingt-quatre heures seulement, et que l'on détache du doigt en le lavant avec de l'eau tiède.

Autre.

Aussitôt que l'on souffre d'un doigt et que l'on craint un panaris, on introduit tout simplement le doigt malade dans un œuf que l'on tient en place au moyen de linges.

75. **Paralysie, Hémiplégie, Paraplégie.**

La paralysie est la privation ou la diminution du sentiment et du mouvement volontaires; l'hémiplégie est la paralysie de tout un côté du corps; La paraplégie, la paralysie des membres inférieurs.

Traitement.

Purgez le paralytique tous les huit ou dix jours avec de l'huile de ricin, et dans cet intervalle de dix jours, avec de l'aloès, qu'il prendra tous les quatre à cinq jours. Lotionnez-le entièrement avec de l'eau sédative, puis friction générale à la pommade camphrée, et à l'alcool camphré. On lui fait prendre quelques bols de tisane de bourrache et le plus souvent de la tisane de menthe et de feuille de noyer. On lui fait des fumigations avec toutes sortes de plantes aromatiques, et prendre des bains faits avec la décoction des mêmes plantes. (Ces plantes sont: le serpolet bâtard, celui des jardins, la sauge, la camomille, le romarin, les fleurs de sureau, la menthe ou baume des ruisseaux, la verveine, la lavande, le genévrier etc), on prend une bonne poignée de chacune de ces plantes.

Autre.

On a vu des malades, frappés de paralysie depuis longtemps, être guéris dans un laps de temps très-court au moyen d'une médication bien simple, qui consiste à se faire fouetter avec des orties fraiches. J'avoue que ce traitement n'est guère agréable ni bien humain, mais entre deux maux il faut toujours choisir le moindre, et les bons effets qu'on peut en tirer dans ces maladies ne sont pas à dédaigner. Tisane faite avec une pincée de mélisse et une pincée de menthe. Friction au vin aromatique n° 31.

76. Petite Vérole, Variole, Rougeole, Scarlatine, suette miliaire.

Toutes ces maladies consistent en des éruptions de boutons ordinairement rouges. Tout le monde connaît la petite vérole. La rougeole rend la peau rouge, la scarlatine très-rouge ou écarlate, la suette miliaire la couvre de boutons semblables aux grains de millet.

C'est par la fièvre que s'annoncent toutes ces maladies, elles jettent le malade dans un extrême affaiblissement, présentent un danger de répercussion dans les voies respiratoires et intestinales et d'infection ou d'une prompte corruption du sang qui mène rapidement à la mort.

Traitement.

Le meilleur traitement qu'on puisse indiquer est celui de la nouvelle méthode de médecine dont j'ai été plusieurs fois témoin des bons effets.

A la moindre trace d'éruption, lotionnez-vous avec de l'eau sédative, ensuite friction à la pommade camphrée. Pour éviter les ravages de la petite vérole sur tout le corps et la figure principalement, on préserve la peau du contact de l'air en la tenant recouverte d'un corps gras ; pour la figure, on prend du papier à écrire, que l'on découpe à petites bandes, afin qu'il

s'applique mieux sur la peau, on se graisse la figure
entière de pommade camphrée et on la couvre de ces
petites bandes de papier que l'on renouvelle lorsqu'elles
sont à sec, c'est-à-dire lorsque le corps gras à disparu,
Pour préserver les mains, on agit de la même manière.
On répand de la poudre de camphre entre les matelas
et les draps de lit, on en fait prendre un grumeau de
la grosseur d'un pois que le malade avale trois fois par
jour, au moyen d'un bol de bourrache bien chaude.
Lorsque la maladie est à son déclin, lotionnez tout le
corps avec de l'eau-de-vie camphrée. Usage constant
du camphre à priser ou en cigarettes. Si c'est un enfant
trop jeune pour savoir se servir de la cigarette, on lui
en tient constamment un morceau près de la bouche
ou des narines. Purgation à l'huile de ricin (n° 10) en
débutant, ensuite, tous les trois ou quatre jours, avec
de l'aloès. Aux enfants en bas-âge, auxquels on ne
peut administrer ni l'huile de ricin, ni l'aloès, on
donne une bonne cuillerée de sirop de chicorée.

Si l'on venait à employer ce traitement que lorsque
le maladie a fait des progrès, on laverait les surfaces
dénudées avec de l'eau quadruple ou antiscrofuleuse,
prescrite contre, pour lotionner les ophtalmies scrofuleuses (n° 73).

Tous les matins, on prendra le lavement vermifuge
n° 19, 7°. Nourriture aromatique et propreté.

77. Piqûres vénimeuses, Morsures de serpents, piqûres d'abeilles, d'araignées, de scorpions, de guêpes, de cousins, etc.

La piqûre de serpent donne des douleurs lancinantes
et présente de grands dangers, si l'on tarde un peu à

user du contre-poison. Les piqûres d'abeilles, quoique donnant de vives douleurs, ne présentent pas les mêmes dangers, parce que l'insecte, inoffensif par lui-même, ne ne va butiner que sur les fleurs. La guêpe, qui va tremper son dard dans les corps en putréfaction, peut, par sa piqûre, communiquer la mort avec une effrayante rapidité en donnant le charbon, maladie terrible et promptement mortelle.

Traitement.

Hâtez-vous d'appliquer sur la piqûre vénimeuse une compresse d'alcali ou ammoniaque liquide, ou bien de l'eau sédative la plus forte, mais l'alcali est préférable. Immédiatement après avoir enlevé cette première compresse, appliquez-en une nouvelle d'alcool camphré, que vous maintiendrez en place en la couvrant d'une calotte en vessie de porc pour éviter la trop prompte évaporation de l'alcool.

Si le mal avait fait des progrès outre la médication ci-dessus, on se lotionnerait le corps entier avec de l'eau sédative, jusqu'à ce que tout danger eût cessé. Dans tous les cas, on donne à boire au malade un bol de tisane de bourrache bien sucrée dans laquelle on verse une cuillerée d'eau sédative.

78. **Polype du nez.**

Les polypes sont des excroissances charnues qui se développent dans les narines.

Traitement.

Recouvrez le nez de petites compresses d'eau-de-vie camphrée. Trois fois par jour, touchez le développement polypeux avec une baguette au bout de laquelle il y aura un tampon de coton imbibé d'eau-de-vie camphrée, reniflez souvent de l'eau salée.

Autre.

Prenez du cresson ordinaire (cresson de fontaine ou de ruisseau), pilez-le, extrayez-en le jus que vous injecterez dans vos narines, ce suc ou jus a la propriété de consumer ces excroissances.

79. **Rachitisme, Humeurs froides, Scrofules, (ou Râche), Écrouelles**.

Toutes ces affections proviennent d'un empoisonnement mercuriel, que les parents transmettent à leurs enfants et qui se transmet de génération en génération en s'affaiblissant cependant.

Traitement.

Aux enfants qui naissent de parents scrofuleux ou d'une mauvaise constitution, on doit faire boire des tisanes faites avec des pensées sauvages, des violettes, du houblon, des feuilles de noyer, etc. On doit les lotionner souvent avec de l'eau-de-vie camphrée (n° 3), ou avec du vin aromatique (n° 31), les purger tous les quinze jours ou toutes les trois semaines à l'huile de ricin (n° 10), et de temps en temps à l'aloès. Mais il dépend de ceux qui les élèvent de leur améliorer la constitution au moyen des tisanes ci-dessus et des lotions à l'eau-de-vie camphrée pour les fortifier.

Quant aux écrouelles, aux abcès froids, on doit les laver avec de l'eau quadruple ou eau antiscrofuleuse (n° 73), les badigeonner avec de la teinture d'iode, ou y appliquer des compresses d'eau-de-vie camphrée et les couvrir ensuite de pommade ou de cérat camphrés.

On doit, en outre, se purger souvent et boire des tisanes faites avec l'une ou plusieurs des plantes ci-dessus, en un mot, faire tout ce qui est nécessaire pour purifier la masse du sang et des humeurs.

Nous aurons longtemps des constitutions scrofuleuses, des ramollissements des os, des bossus, des cagneux, des malheureux déformés que les méchants éprouvent un malin plaisir à persifler, tant que la médecine n'aura pas banni définitivement de ses traitements, l'homicide mercure, qui, a lui seul engendre plus de maux que toutes les autres causes réunies ensemble, et des maladies bien plus terribles, plus pernicieuses, plus difficiles à guérir. On a beau dire que l'emploi des poisons est indispensable en médecine, tous les gens sensés et amis de l'humanité ne cesseront d'en demander la suppression pour leur substituer des remèdes inoffensifs. Que de maux que la nature aurait guéri elle-même et qui sont devenus incurables ou se sont changés en d'autres plus rebelles, par les traitements des médecins à mercure.

Tout malade qui se fait traiter par un médecin est en droit de savoir si les remèdes qu'on lui administre ne contiennent point des poisons, et de les accepter ou de les refuser en conséquence.

80. **Rage, Hydrophobie.**

Cette maladie ne se développe jamais spontanément chez l'homme, au moins il n'y a aucun exemple pour l'attester, elle lui est communiquée par la morsure d'animaux enragés.

Les animaux les plus sujets à la rage sont les chiens. On a cependant vu des loups, des renards, des chats enragés. On croit que cette maladie est causée

par un être animé ou par une maladie nerveuse, par
de violents maux de dents, qui rendent, pour ainsi
dire, l'animal fou, et par la formation d'un virus sous
l'influence de l'une ou de l'autre de ces causes.

Traitement.

Aussitôt qu'un homme est mordu par un animal
atteint de la rage ou soupçonné de l'être, on doit, si on
le peut, tuer immédiatement l'animal, et appliquer
avant tout une compresse d'eau sédative très-forte sur
la morsure, sauf à en supporter la cuisson et tout
autour des compresses d'alcool camphré. On saupoudre
la plaie avec de la poudre de camphre que l'on recouvre de plumasseaux enduits de pommade camphrée.

Lotion à l'eau sédative sur tout le corps. On donne
à boire au malade, tous les matins, un verre d'eau
sucrée ou une infusion de bourrache que l'on alcalise
avec une cuillerée d'eau sédative. Le soir on lui fait
prendre une nouvelle infusion de bourrache avec une
cuillerée d'eau sédative à laquelle on ajoute quatre
gouttes d'éther. Faites-le gargariser avec de l'eau-de-
vie ordinaire ; que ses mets soient aromatisés, qu'il
mange souvent de l'ail. Entourez-lui le cou et les
poignets avec des compresses imbibées d'eau sédative,
arrosez lui la tête du même liquide, faites-lui manger
de la pâte suivante :

```
Prenez : Ail...........................  4 gousses.
         Oignon.......................  1 tête.
         Camphre en poudre..........  2 grammes.
         Aloès.........................  25 centigrammes.
         Assa-fœtida..................  1 gramme.
         Ecorce de grenade..........  2  id.
         Sel de cuisine..............  4  id.
```

Pétrissez tous ces ingrédients dans une quantité suffisante d'huile de ricin de manière à en former une pâte que vous donnez par petits morceaux au malade. Faites-lui boire quelques petits verres de la liqueur prescrite à l'article choléra, n° 40. Frictions fréquentes à l'eau sédative et à la pommade camphée. Purgez fortement le patient à l'huile de ricin.

81. Rhumatisme, Douleurs, Torticolis, Lumbago, Coxalgie.

Toutes ces maladies sont causées ordinairement par des refroidissements, par l'arrêt de la transpiration, par les fraîcheurs gagnées en couchant sur la terre humide. Le torticolis est le rhumatisme du cou, le lumbago, celui des reins, enfin on appelle coxalgie, sciatique, les douleurs rhumatismales qui ont leur siége dans la cuisse, la fesse.

Traitement.

Appliquez sur la région douloureuse des compresses d'eau sédative pendant quinze minutes, ensuite, appliquez-y des cataplasmes bien chauds de plantes aromatiques. Frictions à la pommade et à l'eau-de-vie camphrées. Purgez-vous à l'aloès et à l'huile de ricin.

Autre remède.

Si les lotions ou les compresses d'eau sédative ne chassent point la douleur, prenez une bonne poignée d'orties bien vertes et bien piquantes, et fouettez-en le membre atteint de douleurs rhumatismales.

Autre.

Faites prendre au membre douloureux, des fumiga-

tions faites avec une poignée de chacune des plantes
suivantes: serpolet, sauge, romarin, fleurs de sureau,
serpolet bâtard, verveine, menthe ou baume, lavande,
genièvre; faites boullir toutes ces plantes dans suffisamment d'eau, et faites-en prendre la fumée au malade, en ayant soin de bien le couvrir. Après la transpiration, essuyez et frictionnéz.

82° **Rhume de cerveau, Coryza.**

Cette maladie consiste en une inflammation de la
membrane muqueuse du nez, causée par des vapeurs
toxiques, des poussières irritantes, par l'éclosion d'œufs
de mouche, et enfin, par l'ascaride vermiculaire.

Traitement.

Lorsque la maladie provient d'une cause animée,
elle se dissipe en prisant du camphre. Reniflez souvent
de l'eau salée, ou de l'eau mêlée avec une moitié d'eau-
de-vie camphrée. Appliquez-vous sur le nez une petite
compresse d'eau-de-vie camphrée. Nourriture aromatisée et alliacée.

Autre.

Prenez: fleurs de violette, de bouillon blanc, de
mauve, de sureau, de chacune 10 grammes, que vous
ferez infuser dans un litre d'eau bouillante. On prendra
plusieurs tasses par jour de cette infusion.

83° **Scorbut.**

Le scorbut et les gencives sanieuses, proviennent
d'une infection des gencives, ou de l'usage immodéré
des salaisons.

Traitement.

Rincez-vous souvent la bouche avec de l'eau-de-vie camphrée, purgez-vous à l'aloès, mâchez souvent du camphre, ou tenez-en quelques grumeaux en poudre entre les dents et les lèvres, prisez-en. Décrassez-vous les dents en les frottant avec du charbon de bois pilé, et en vous rinçant ensuite la bouche avec de l'eau aromatisée avec quelques gouttes d'eau-de-vie camphrée.

Ce traitement bien simple est aussi efficace contre le scorbut de terre que contre celui de mer.

Le cresson et le pissenlit mangés en salade sont bons contre le scorbut. Les gargarismes au jus de cresson sont aussi excellents contre cette maladie.

84° Squirrhe, Glandes et Engorgements des seins.

Bien souvent, les femmes s'épouvantent au moindre engorgement du sein, elles craignent un cancer, maladie terrible, qui a fait jusqu'à présent le désespoir de la science, et en a montré l'impuissance.

Le véritable cancer est très-rare, et bien souvent les médecins le font naître eux-mêmes, à leur insu, en traitant avec des pommades ou des onguents mercuriels, des glandes ou des engorgements du sein, faciles à guérir autrement.

Traitement.

L'application des compresses d'eau sédative sur les glandes engorgées les fait disparaître. Quelquefois, l'eau sédative fait naître des boutons, alors on suspend l'usage des compresses, et on les remplace par les applications du cataplasme n° 34, arrosé abondamment d'eau sédative et qu'on laisse en place pendant environ un quart d'heure. On recouvre le sein de cérat camphré.

Autre remède.

Prenez de la petite joubarbe, réduisez-la en une pâte que vous appliquerez sur les engorgements pour les résoudre.

85° Syncope, Défaillance, Évanouissement.

On rend l'idée exprimée par ces mots, par l'expression *se trouver mal*.

Traitement.

Empressez-vous d'arroser le crâne d'eau sédative, et placez un bandeau autour du front pour empêcher qu'elle ne coule dans les yeux ; faites-en respirer l'odeur, entourez le cou et les poignets avec des compresses imbibées de la même eau. Après que la personne est revenue à elle, administrez-lui une cuillerée à café d'assa-fœtida en poudre, parce que, plus souvent qu'on ne le pense, les défaillances sont causées par des vers. On avale l'assa-fœtida au moyen d'un verre d'eau. Friction à l'eau sédative sur la région du cœur.

86. Vents, Flatuosités.

Ces affections qui ne sont ordinairement que passagères et de peu d'importance, se guérissent en prenant une infusion sucrée de menthe ou baume. La décoction des semences de fenouil est aussi excellente pour chasser les flatuosités ou vents formés dans les intestins. A l'infusion de menthe on peut ajouter quelques feuiles de laurier-sauce pour en augmenter l'effet.

87. **Vomissement.**

Tout le monde sait que le vomissement est l'évacuation par la bouche, des matières contenues dans l'estomac.

Traitement.

Prenez une infusion de menthe bien chaude et bien sucrée. Les vomissements sont souvent dûs à une cause animée, et qui indique qu'il faut se purger, prendre des vermifuges, comme l'aloès, l'ail, l'assa-fœtida. Lavement n° 19 7°. Purgez-vous d'abord à l'huile de ricin n° 10, ensuite tous les huit ou dix jours à l'aloès.

RECETTES DIVERSES

Sirop de Chicorée.

Prenez : Racine de rhubarbe. . . . . 20 grammes.
Chicorée sauvage (les feuilles et les
racines sont bonnes. . . . . 55 id.
Lichen d'Islande) . . . . 10 id.
Sucre. . . . . 500 id. ou une liv·

Pour préparer ce sirop on fait bouillir les feuilles de chicorée et le lichen d'Islande dans 500 grammes d'eau, on retire du feu lorsque le liquide est réduit de moitié, on ajoute alors les racines de chicorée et on les laisse macérer vingt-quatre heures, après lesquelles on passe le liquide à travers un linge, et on le mêle avec 500 grammes d'eau dans laquelle on a fait dissoudre à chaud les 500 grammes de sucre prescrits. On remet le tout sur le feu et l'on fait cuire jusqu'à consistance de sirop.

Ce sirop que l'on administre aux enfants en bas-âge ou à la mamelle, a la propriété de tuer les vers et de chasser les impuretés des humeurs en purgeant.

Sirop stomachique.

Prenez : Menthe ou baume. . . . . 150 grammes.
Feuilles de laurier-sauce. . . . . . . 100 id.
Lavande. . . . . 125 id.
Romarin. . . . . 125 id.

Versez sur ces plantes deux litres d'eau bouillante, laissez infuser pendant deux ou trois heures, passez et ajoutez 750 grammes de sucre, ensuite faites cuire jusqu'à consistance sirupeuse.

Sirop de violettes.

Versez deux litres d'eau bouillante sur une livre ou 500 grammes de fleurs de violette, laissez infuser pendant huit heures au bout desquelles vous faites chauffer cette infusion au bain-marie et vous la passez ensuite à travers un linge en l'exprimant fortement. Vous faites infuser une nouvelle quantité de violettes, dans ce liquide, vous passez de nouveau, et vous faites cuire votre sirop après y avoir ajouté la quantité nécessaire de sucre.

Sirop de navet.

Choisissez de bons navets, lavez-les, coupez-les par tranches et déposez-les par couches dans un pot de terre jusqu'à ce qu'il soit plein. On a soin de saupoudrer chaque lit ou chaque couche de navets, avec du sucre en poudre. Ensuite on bouche bien ce vase ou pot, on le porte au four où on le laisse cuire cinq ou six heures, après la sortie du pain. Au bout de ce temps, on retire le pot et on passe le sirop à travers un linge clair; on le renferme ensuite dans des bouteilles pour s'en servir contre la toux, les rhumes, les catarrhes, les irritations de poitrine, la pleurésie, la pulmonie, etc.

Onguent basilicum.

Cet onguent est composé de :

Poix noire.	350	grammes.
Poix résine. . . .	350	id.
Cire jaune.	350	id.
Huile d'olive. . .	1500	id.
Camphre.	60	id

Onguent émollient.

Prenez : Huile de palme. . . . . . .   720 grammes.
Huile d'olive.   1000   id.
Cire jaune.   180   id.
Térébenthine.   90   id.

Faites fondre la cire dans les huiles, sur un feu doux, mêlez la térébenthine et passez.

Composition d'une poudre carminative (ou bonne pour chasser les vents).

Graines de coriandre. . . . .   15 grammes.
id.   de gingembre   4   id.
id,   de muscade.   2   id.
id.   de fenouil.   8   id.
Sucre fin en poudre.   10   id.

PROPRIÉTÉS DE QUELQUES PLANTES.

Ail.

Cette plante a des vertus antiscorbutiques, fébrifuges et vermifuges. On a préconisé son usage dans l'asthme ou difficulté de respirer, le scorbut, la coqueluche, le catarrhe chronique, le manque d'appétit, contre les fièvres bilieuses, gastriques et vermineuses. L'ail bouilli dans du lait, et appliquer sous forme de cataplasme sur le ventre des enfants, leur tue les vers. L'usage de l'ail a produit des guérisons d'hydropisie.

Bouillon-blanc.

Le bouillon-blanc est une plante grasse, émolliente, bonne contre la toux et contre toutes les maladies où il faut des adoucissants et des calmants. L'infusion des fleurs de cette plante est prescrite dans les catarrhes pulmonaires chroniques, dans les inflammations et les ardeurs de poitrine, dans les inflammations du tube digestif et des voies urinaires.

Des feuilles on fait des cataplasmes que l'on applique sur les enflures, les clous, les furoncles, etc. Ces cataplasmes possèdent une vertu calmante.

Bourrache.

Cette plante qui comme la précédente est très-commune, a des propriétés sudorifiques très-marquées, aussi est-elle employée fréquemment toutes les fois qu'il s'agit de faire transpirer.

L'infusion de cette plante tempère et rafraîchit les organes et calme les ardeurs d'urine. On l'emploie dans dans la rougeole, la petite vérole, etc.

Chicorée sauvage.

La décoction de cette plante est employée avec le plus grand succès dans les engorgements abdominaux, pour purifier le sang et les humeurs, exciter l'appétit et ranimer les forces digestives. Lorsqu'on prépare de la tisane, on peut employer la plante entière, c'est-à-dire les feuilles et les racines ensemble. La décoction de cette plante agit encore avec plus d'énergie et de succès si on la mêle avec le pissenlit et la laitue, deux plantes excellentes qui s'emploient à peu près dans les mêmes cas. On fait du pissenlit une salade dépurative excellente.

Cresson d'eau.

Cette plante est encore un des meilleurs dépuratifs indigènes, par les principes iodés qu'elle contient. Elle s'emploie dans les mêmes cas que le pissenlit et la chicorée sauvage.

Pour exciter l'appétit, fortifier les fonctions vitale

de l'estomac, favoriser la transpiration et la sécrétion urinaire, on a souvent recours au cresson. Au printemps, il est excellent en salade contre les maladies de la peau et les sangs scrofuleux, de plus c'est un de nos meilleurs antiscorbutiques. On fait un breuvage dans les maladies de poitrine en faisant bouillir une poignée de cresson dans du lait. A l'extérieur, pilé et réduit en pâte il est excellent contre les plaies et les ulcères scrofuleux, contre la teigne et les tumeurs scrofuleuses.

Fenouil.

Cette plante, connue de tout le monde, a des propriétés stomachiques et antiventeuses très-énergiques. Son usage, intérieurement, est prescrit en infusion contre les vents ou flatuosités, pour ranimer les forces digestives de l'estomac et pour exciter et favoriser les règles.

L'infusion des graines de fenouil a la propriété d'augmenter le lait des nourrices.

Fougère.

Depuis les temps les plus reculés, on reconnaît les vertus de cette plante contre les vers. On cueille les racines en été ; on les fait sécher et, pour les employer, on les réduit en poudre que l'on fait bouillir dans la quantité d'eau voulue.

Genevrier.

Cet arbrisseau, connu de tout le monde, occupe une place distinguée dans la médecine.

L'infusion des sommités ou des baies de cet arbuste est employée avec succès dans les catarrhes de la vessie, contre l'inflammation des voies urinaires, contre la pierre, la gravelle, contre la faiblesse d'estomac, les engorgements des intestins.

On fait avec le bois et les tiges du genévrier des fumigations contre les douleurs rhumatismales, la paralysie.

Guimauve et Mauve.

Ces deux plantes ont des propriétés à peu près analogues. On les emploie souvent mêlées ensemble, dans tour les cas où les émollients sont ordonnés.

A l'extérieur, on fait avec les feuilles des cataplasmes que l'on applique sur les tumeurs inflammatoires pour en favoriser la maturité.

Houblon.

La tisane faite avec cette plante est excellente pour chasser les humeurs impures des jeunes enfants. On doit donc souvent leur en faire boire et on leur épargnera plusieurs maladies dangereuses. On peut employer cette plante alternativement avec les pensées sauvages, aussi excellentes contre les maladies scrofuleuses des enfants.

La tisane de feuilles de noyer est préconisée contre toutes les maladies d'origine scrofuleuse. A l'extérieur, ses effets sont aussi marqués qu'intérieurement.

Menthe ou baume.

La menthe sauvage ou baume croît sur le bord des ruisseaux. Elle a des vertus stimulantes, stomachiques carminatives, vermifuges et toniques, qui la font recommander comme une des plantes indigènes les plus utiles. On l'emploie avec succès contre un grand nombre de maladies. Prise en infusion, elle produit sur l'estomac un sentiment de chaleur bienfaisant. Elle est recommandée contre la paralysie, les vomissements nerveux et contre tous les maux d'estomac.

TABLE ALPHABÉTIQUE

DES MATIÈRES.

A.

B

C

D.

E

I

J

L

M

N

O

P

R